放過那個卡關的自己，

언니,
걷기부터 해요

# 先出門走走

以走路展開每一天，成為生活高手的心路歷程

張銀珠 장은주
著
張雅眉
譯

【前言】

# 當下能爲自己做的事

我什麼都沒做，也沒什麼特別的目的，
只是走走而已，心情就變好許多，
像是在陽光下曬得鬆鬆軟軟的乾棉被。

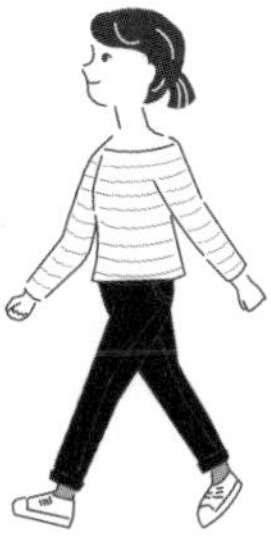

我以為只要好好養育孩子，盡力做好分內的事，生活就會慢慢好轉。然而，不如意的日子其實更多。

我想過平凡的生活，希望時光靜悄悄地流逝，不過煩心事卻常常彷彿伺機而動般突然找上門。該處理的事情接二連三地發生，單靠我的力量實在沒辦法承擔。明明很努力奔跑，卻像在原地踏步，只有經歷過這種空虛感的人才能體會我的心情。痛苦的日子持續不斷，我開始飽受失眠的折磨。

但是，到了早上又不想睜開眼睛。孩子出門上學後，我對自己的處境感到茫然不已。該如何度過這一整天呢？我很害怕生活會像這樣持續下去。抬頭仰望天空時，陽光太過燦爛，讓我忍不住落淚。

該怎麼做才能擺脫這種生活？是不是大家都過得很好，只有我一個人不幸福？

不曉得在哪裡讀到「四十歲還不晚，正值開始嘗試新事物的好時機」，四十歲真的是好時機嗎？我在嘗試做些什麼之前就已經開始害怕。我沒有挑戰的勇氣，體力也非常差。

我以前沒有什麼特別的計畫，只要一睜開眼，就重複同樣的生活。育兒完全是我的責任，連一天都沒得休息，所有的日常都繞著孩子打轉，「照顧自己」這件事總是被拋在腦後。

整天待在狹小的空間中，連內心也變得軟弱。我常常缺乏動力，只想成天躺著。就算心情很好，也會突然憂鬱起來。我在一天當中經歷無數次情緒的變化，猶如在洗三溫暖。

這樣正常嗎？我到底哪裡出了問題？

我開始到住家附近的圖書館。在陌生的城市裡，連能見面的朋友、能去的地方都沒有的時候，書架上的書開始跟我搭話。掃視過去，有很多書光看書名就能帶給我安慰。回家後，拜抽空閱讀的育兒書籍所賜，我產生了支撐下去的力氣。當時腦中突然浮現一個想法：

「我是以什麼樣的身分走過來的？照顧孩子並不是我人生的全部啊！這樣生活也沒關係嗎？我只是持續做分內的事，回神時卻已經走到這裡了。什麼時候才能活出自我呢？」

我和自己對話的時間逐漸變多，但我越這麼做越覺得無解，只感到心裡很空虛。我期待的並不多，只是想過得稍微充實一點，而不是三餐飽足卻仍感到飢渴。

「唉，我再這樣下去，八成會失去自我。」

我越來越意識到，往後應該要更專注在自己身上。

當時我一有空就到處去聽講座，維持幾個月後又喊停，不斷重複同一個循環。其實那些講座的內容需要持續的練習和努力，但我一回家就沒時間實踐。

一再拖延後，實力沒有增長，動力也跟著消退。我總是嘗試到一半又放棄，任何興趣都沒培養出來。我就這麼沒有毅力嗎？現實中沒有一件事做得好，讓我十分沮喪。

「如果我一直像這樣得過且過，就只會在重複的日常裡又多添一件後悔的事吧！」

某天有個強烈的念頭在腦中閃過：「我不能再這樣生活了！」但是當下卻沒有我能做的事。

「我現在能為疲憊的自己做些什麼？」苦思一番後，我決定先出門再說。避開住家附近的熱鬧地段，到處走走逛逛。看到街頭和公園裡充滿生氣的清新花朵時，心情也跟著變好了。

天空很美麗，灑在公園的陽光也耀眼奪目。沒想到住家附近竟然有這種地方。我之前到底在忙什麼，怎麼會錯過這些？我坐在長椅上默默地觀察經過的路人。

親暱的戀人和出來散步的一家人映入眼簾。他們笑開懷地走著，看起來都很開心。是什麼事情讓他們那麼開心？光是陪伴彼此就能笑得那麼開心嗎？

每個人一定都有不同的故事和各自的難題，然而，能在當下展露笑顏，僅僅如此就讓他們看起來很幸福。我不禁懷疑自己是否也有過那樣的時期，已經想不起來上次那樣笑是什麼時候的事了。我就這樣一邊觀察路人一邊打發時間。

走完路回家時，心境已經變得和出門之前不同了。鬱悶又憂愁的心情稍微變得舒服一些。我什麼都沒做，也沒什麼特別的目的，只是走走而已，心情就變好許多，像是在陽光下曬得鬆鬆軟軟的乾棉被。我想讓這種心情維持得更久。從那天之後，我決心要從走路開始挑戰。

這本書紀錄我走過來的歲月，以及我透過走路而產生改變的生活，並且談到我在走路的過程中，日常發生什麼樣的改變，而走路又有哪些的優點。

如果留心察看，就會發現許多有趣的事。如果你覺得很鬱悶又憂慮，那麼至少移動一小步吧！先試著出門走走吧！煩惱的重量一定會變得更輕一點。

希望你能成為在日常中走路的人，並因此享受微小的快樂。

# 目錄

## 第二章　慢慢地向前走，感覺自己活著　57

第一章

# 開始出門走路後，覺得自己做得眞好

我把目標重新修正為
「每天走路，連一天都不漏掉」。
除此之外，還有另一個新的目標，
那就是「每天都開心地走路」。

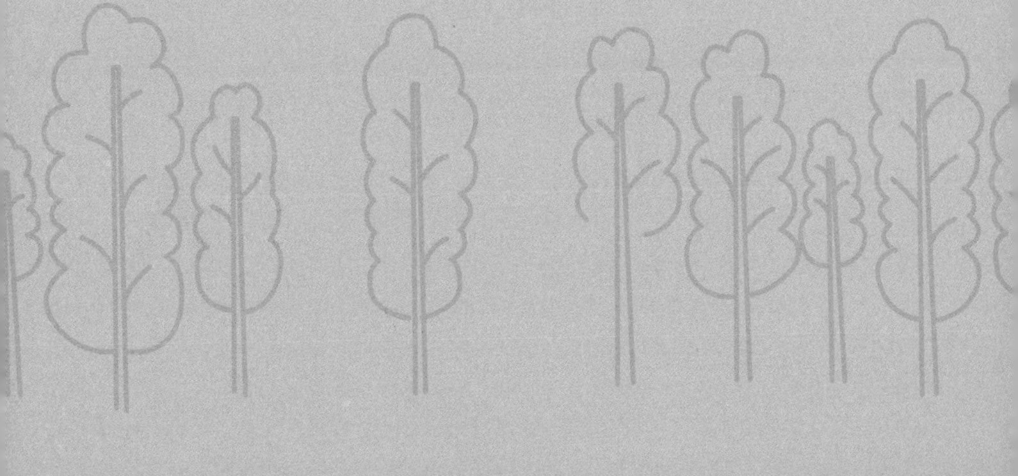

# 試著以走路展開一天

若想在祝福中度過一天，就早起走路吧！

——亨利．梭羅（Henry David Thoreau）

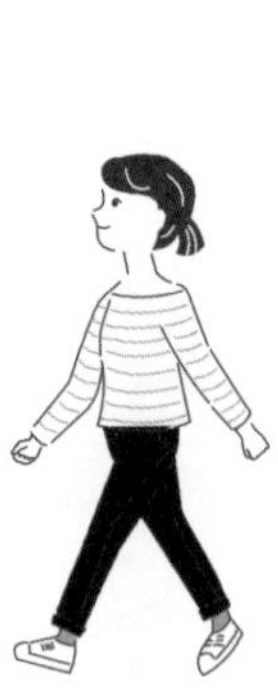

我們的日常生活通常不會改變。再怎麼下定決心，每天還是一模一樣，沒有太大的變化。如果想為疲憊又枯燥的日常帶來改變，需要一些勇氣。首先要從小事開始逐一實踐，微小的成就持續累積後就會產生變化，等時間過去，就會得到報償。

也可以試著以不同的方法展開一天。雖然早起非常辛苦，但我不停止挑戰，失敗後又重新開始。身體記住行為模式後，不知不覺就養成習慣。自從能適應在清晨起床，我變得想更有意義地度過這段時間。

我望向窗外升起的太陽，看著看著就走出了家門。於是我早上的時間就這樣很自然地與走路連結在一起。以走路展開一天時，每天都煥然一新。在此之前，我從沒想過會有這樣的結果。

我一開始走路時幾乎都邊走邊打手機找人。我會打給平常比較少聯絡的人，和他們聊天，不過因為時間還早，所以很多人還沒起床。

能聯絡的人逐漸變少後，我開始聽音樂。有時也會安安靜靜地走路，只聽周遭傳來的聲音，在一片寂靜中完全專注於腦中浮現的想法，以輕鬆的好心情思索一整天要怎麼度過。

我最喜歡在走路時觀察周遭的風景，路途中看見的早晨風景對我來說是嶄新的體驗。市場攤販、清潔人員、前往工作地點的上班族等，所有人都忙碌地走動著。我看著那景象，內心十分感動，那些人為了家人拖著沉重的身軀前往工作地點，勤勞地展開一天。我祈禱他們的一天不會過得太辛苦。

我有時還會聽廣播。DJ在早晨的聲音很輕快又充滿能量。聽著接連播放的歌曲，我偶爾會沉浸在回憶中，尤其是聽到學生時期的歌曲時，更是興奮不已。我還會跟著解謎題，當聽到動人的故事時也會忍不住啜泣。

在那樣的時刻，我並非獨自一人行走。雖然周遭很安靜，但我正和那些人一起度過。

平日早晨往往忙著送小孩上學。曾試過在更早的時候出門走路，但忙碌時通常會在下午或晚上走路。

星期天的時間很充裕，所以我一定會在早上走路。當黑夜退去，窗外天色逐漸亮起時，我會套上衣服，做好外出準備，帶著早晨滿滿的活力走出家門。

稍微走一下，不知不覺天色就亮了。有時我往散步步道的側邊走去，站在空地的田埂路上，暫時閉著雙眼禱告。思考我在這裡的理由，以及我今天一定要努力生活的明確意義。

## 早起走路的好處

早上一邊聽著清脆的鳥叫聲一邊走路，心情自然而然就會變好，清爽的感覺伴隨新鮮的空氣浸透全身。我看著周遭的景色，慢慢地走著。我有時會為想到的人禱告，有時會回顧過去一週，整理思緒並擬定計畫。因為太忙碌而錯過的訊息，偶爾會在走路的時候想起來。我出門時往往太陽正要升起，所以有時還會看到日出。

雖然同一條路走了好幾年，每次走的時候感受還是不一樣，真的很神奇。沒想到我竟然開始對住家附近的自然景色變得這麼敏銳，只要稍微改變，馬上就能察覺到。這裡原本有這種東西嗎？我偶爾會停下來欣賞。即使閉上眼睛，路上哪個位置有什麼東西，也能鮮明地浮現在腦中。

週末的早晨我一樣會出門走路，因為每天擁有的時間都很珍貴，只要在早上走路後再適當地稍微休息就好。身體和心理如果沒有養成走路的習慣，很快就會遠離目標，所以要調整心境，讓自己每天都能出門走路。

早起走路有什麼好處？如果以走路展開一天，生活就會在本質上變得不同。首先，生活的態度會改變。早上比一天任何時候都充滿更多正向的能量。而且空氣的新鮮程度不同於其他時間，更能感受到清爽的氣息。如果從住家附近開始，沿著森林小路和江邊行走，甚至連內心都會變得寧靜又平安。

我可以直接感受到大自然的精氣，能聽到鳥叫聲、水聲、風聲等世界上的各種聲音。大自然的聲音有治癒內心的力量，累積的疲勞彷彿都消失不見了，疲勞消失後的空位會填滿正向的想法。

早起走路後心裡變得很輕鬆。有種做完一天要事的踏實感，因為不需再煩惱什麼時候要出門走路。而且在那種狀態之下，不管做什麼事情都能更專注。喚醒原本遲鈍的感覺和思考後，回到家時充滿了活力，那股生氣讓我更豐富地度過一天的生活。

拜早起走路時看見的風景和美好想法所賜，我一整天都很愉快。我以全身體驗早起走路對每天的行程所造成的正向影響。能充滿朝氣地展開一天，真的是很大的祝福。

# 一天應該能走三十分鐘

送牛奶的人比喝牛奶的人更健康。

——英國俗諺

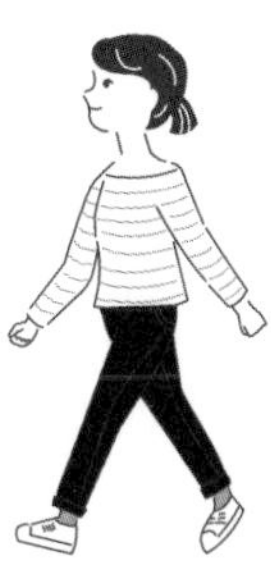

度過日常生活的力量來自體力，其實體力就是一切。如果有力氣脫離狹小的空間前往某個地方，生活的品質就會改善。不過，如果一整天都在家裡忙東忙西，很快就會沒有力氣。我以前明明就很能到處亂跑，現在竟然這種程度就累了，難道我的體力本來就這麼差嗎？

感覺不像是因為年紀的關係，卻一直覺得很疲憊。與花費的時間相比，做家事的成果總是很不明顯，於是我漸漸開始拖延不做簡單的事情。就算只跟孩子玩一下，也很快就沒力而氣喘如牛。我切身感受到體力代表了一切。

比起品嘗美味，更像是為了生存而進食。飲食的量增多，運動的量卻減少。雖然察覺到運動的必要性，但往往力不從心，實在很難撥出時間運動。如果不把運動放在優先順位，很自然就會把它推到行程之外。

尤其媽媽的一天更是如此。因為還要照顧小孩，每分每秒都非常忙碌，一不留意一週很快就過去了。我覺得不能再這樣下去，便下定決心要做些運動。

哪怕是為了我自己，也一定要動一動才行。我不斷煩惱要做什麼運動，後來把主意打到區民活動中心舉辦的活動上。我報名費用便宜的有氧課程，上了一個月。

我不是舞癡，但因為太久沒活動身體，課程內容對我來說相當吃力，上課時都站在最後面忙著跟上動作，就算換到前面的位置，狀況還是一樣。好不容易上完課，我總是忍不住嘆氣。

其他人看起來都很開心。不曉得大家是不是上了很久的課，看起來都很輕鬆，也會聚在一起喝茶或是相約吃午餐。大部分的人似乎都很享受運動完到處去吃美食。

我的實力沒有提升，只有壓力不斷增加。我放棄有氧課程後馬上又報名隔壁班的健身課程。雖然有教練帶領，但時間是固定的，搭配起來相當不容易。如果想接受一對一的指導，就要更努力，而且也需要投資更多時間。結果我沒上幾堂課就放棄了。

## 從每週走路三次到每天走路

有沒有什麼能持續做的運動呢？「每天三次，一天走路三十分鐘有益身體健康」，不記得我是在哪裡看到這個句子的，竟然說一天只要走三十分鐘。我就算其他運動不行，走路應該還是做得到。但每天走可能有點困難，所以我決定先試試一週走個三次左右。

一開始我為了撫慰鬱悶的內心，只顧著到處走。我走過街道、走過公園，一路上雖然都在放空，心裡卻輕鬆了許多。走路很有趣，於是我便繼續走下去。

住家附近有座容易爬的山，我經常去山裡散步。比較平緩的山坡大約走四十分鐘就能抵達山頂，路程剛剛好，我很喜歡。半路上還有溪谷，平坦的路線走起來也很棒。離開喧鬧的社區走在山路上時，有種心靈受到淨化的感覺。

回家路上順道去超市買菜時，比以往容易許多，就像是運動的延續，逛起來更加輕鬆。回到家後也能繼續維持好的狀態，乏味的日常慢慢地增添了活力。

每週三次的運動有很明顯的效果。我偶爾會在週末和孩子一起走走，平常一個人走路時，只顧著走快一點，小孩子果然不一樣。在看似無聊的山裡，他們眼中所見的一切都充滿樂趣，唯一需要的，是媽媽耐心陪他們邊走邊玩。

他們為了看在樹間跑跳的花栗鼠而停下腳步，為了聽水流的聲音而在原地佇立許久。他們有時會拿樹枝玩；有時會花時間剝栗子皮；有時比誰撿到更多的橡樹果；有時還會賞花和賞楓；真的沒事可做時，他們就會邊走邊玩「接龍遊戲」。

回到家後，我會在日記和月曆上做標記，在有運動的那天畫個圈，簡單寫下去了哪裡。因為持續紀錄，也時常會確認，不知不覺就養成了「每週走路三次」的習慣。基本上我每週一、三、五都會去走路，偶爾也會換成二、四、六去走。

我開始產生自信，但實際做過後才知道不如所想的容易。一週限定走三次，每週還要紀錄哪一天有走路，實在有點麻煩。如果有一天沒去，就要忙著確認總次數。

另外，週末也可能會有變數，結果填滿次數逐漸變成一件有負擔的事。如果有事情導致我沒辦法去走路，就會變得更辛苦。遵守和自己的約定比任何事都困難。每個人只要一睜開眼，就擁有二十四小時，那當中就連為自己挪出三十分鐘都很不容易。

為了活下去而吃飯，這種事連一天都不會漏掉。不過，就算不運動，對生活也沒有什麼妨礙，於是我便以繁忙為藉口，逐漸遠離運動。再這樣下去，可能又要回到從前了。

為了能開心地運動，必須找到對策才行。我不想一再嘗試後又放棄，把時間都浪費掉。有時候光是確認一週走三次了沒就很麻煩，所以我決定每天都要走路。這麼一來，管理運動紀錄時應該會稍微輕鬆一點。

我把目標重新修正為「每天走路，連一天都不漏掉」。除此之外，還有另一個新的目標，那就是「每天都開心地走路」。結果這樣標記起來比以前方便多了，只要留意今天走路了沒就好。

當走路紀錄表上的圓圈變多後，我也感受到更多樂趣。經歷過完成當天走路任務的那種心情後，我就無法不去運動。拜此成就感所賜，我得到力量能夠繼續走下去。

# 走路讓日常過得像旅行

漫無目的地出門散步時，不知道為什麼，時間總是過得很慢。

——谷口治郎

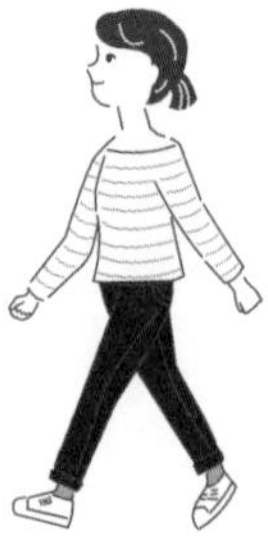

三月第一週過去後，大自然一片春意盎然。忙碌的時期已經過去，我正享受著些許從容。某天春日陽光太過美好，光是待著實在可惜，於是我腦中突然浮現一個想法：「不該只是待在家裡觀賞，要不要一邊走路一邊感受美好的陽光？」

興致變得高昂後，我正式開始走路。不是有句話說，最難越過的就是自家的門檻嗎？就像一直以來的那樣，走出家門這件事從一開始就很不容易。只要走出家門，不管是哪裡都能去，但最難的是，從那狹窄的空間裡向外移動一小步。

決心出去走路的這一天，我正忙著在電腦前工作。要什麼時候出去呢？我不時看向時鐘，持續注意時間的流逝。

我前一天晚上訂下大概的時間，打算十一點的時候出門運動，不過一到十點五十分，我就變得很難專注。手雖然在敲鍵盤，但心思全都跑到時鐘上了。「應該要出門了……應該要出門了……」我像唸咒語般反覆在心裡這麼想。到了十點五十五分，內心開始變得很焦躁。

結果我放下手邊做得正起勁的事情，開始準備出門。與其一直坐著，還不如站起來。遇到專注時得中斷動作的狀況，我通常很難立刻採取行動。然而，與自己的約定——那份無論如何都要嘗試的決心——總是讓我很煎熬。「好吧，還是先出門吧！」我一邊這麼想，一邊慢吞吞地套上外出的衣服。

雖然走出了家門，卻不曉得該去哪裡。因為沒有特別熟悉的路線，所以想到的是在住家附近、去過幾次的登山步道。要不要沿著那條路走呢？當我站在登山步道的路口時，看到眼前有好幾條岔路而陷入苦惱。既然都已經出門了，我想試試沒走過的路。

結果我選的路線從一開始就不好走。在我邊喘氣邊往上爬的同時，可以明確感受到平常的運動量是多麼不足。雖然上坡和下坡走起來很辛苦，但我不僅出了汗，還覺得很有意思，而且因為路很難走，反而能完全專注在走路上。

出門前進行到一半的工作不太順利，讓我很鬱悶。不過，我現在整個人都沉浸在走路裡，幾乎忘記出門前正在做什麼。所幸我選的路線很困難，第一天就進行高強度的訓練，回來的路上甚至還開心到笑出來。我下定決心：「為了運動，不要光是選輕鬆的路走。」

就這樣來到決心出門走路的第二天早晨。早上有很多要做的事，還有一堆要收拾的東西。我煩惱著不曉得什麼時候才能把東西都收完，心裡突然急了起來。

我送孩子上學後坐在電腦前面，不知不覺時針已經指向十一點。我彷彿中了十一點的魔法，一看到數字就開始重演昨天的狀況，再次猶豫不已。

「昨天也是這樣掙扎一番後出門走路，結果不是很棒嗎？今天也出門走走吧！」

我一個人喃喃自語，好不容易才下定決心，緩慢地拿起帽子和墨鏡，走出家門。

「今天要去哪裡走路呢？」

我想起昨天走過的山路，有點想走走看另一條平緩的路。

## 只是走走路竟然就能這麼滿足

我決定在住家附近繞一圈。記憶被喚醒後，意外發現住家附近有許多名勝古蹟。我甚至慢慢穿越狹小的隧道，看一下時間，剛好花了十分鐘。每次都是開車經過，第一次以雙腳步行，這種感覺非常新鮮。

周遭的景物都很神奇，讓我不自覺在半路上停下腳步。這裡原來有這種地方啊！就連路邊的小東西都能吸引我的目光。

走著走著，不知不覺來到一處名為白雲臺的古墓。我仔細地閱讀導覽內容，這裡是出土六世紀陶器的地方。沒想到我竟然在歷史的現場散步，於是拿起手機，像來參觀的人那樣到處拍照。

從山坡上俯瞰的村莊和仰望的藍色天空非常漂亮。雖然到處都擺了長椅，但我選擇繼續前進，因為陽光太明媚，我想要勤勞地再多走點路。

我離開古墓後到處找捷徑，結果反倒走錯了路。在加快腳步的同時，不曉得從哪裡傳來高亢的狗吠聲。我沿著旁邊的菜園看過去，發現一間小小的房子，原來聲音是從那裡傳出來的。我加快腳步飛也似地「逃離」那一帶，白白浪費了五分鐘。

我接著從地勢高的地方往下走，看見出租套房公寓和美麗的田園風格別墅比比皆是。在面向南邊、採光好的地方，有許多房子錯落其中。我在那些房子中看見讓人聯想到一九七〇年代的破舊矮牆和保留原色的鐵門，還有幾乎快崩塌的屋頂，以及停放在鐵門前、載滿廢紙的手推車。現在竟然還有這種房子。

除此之外，也有很多設計時髦、庭園整修得很漂亮的房子，非常引人注目。離家大約十分鐘路程之處竟然有這種地方，真是讓人驚訝。

看到猶如迷宮般的狹窄巷弄旁，一間間房屋鱗次櫛比，還有那些顏色又綠又藍的大門，不禁讓我想起小時候的回憶。放學回家後如果沒事可做，我就會在巷弄間四處亂逛，那是我唯一的遊樂場。

當時我好奇心旺盛，在住家附近到處穿梭、四處亂逛，真的充滿趣味。一邊走過巷弄一邊沉浸在過往回憶的同時，我終於找回丟失的那個自己。身體雖然活在當下，心思卻彷彿回到年幼的時光。想到自己不知何時已經上了年紀，心頭忍不住一陣感傷。

我逛了一下附近的景點，發現大門和許多裝飾上都有烏龜的紋樣。不久前準備漢字考試時學到的烏龜的「龜」非常鮮明地映入眼簾，街上路燈的底端紋樣看起來也都是烏龜。沒想到這個地方竟然有和烏龜相關的傳說，這時我才知道地區名稱裡有個「龜」字的原因。

親眼看到後，這些畫面更清晰地刻印在腦海中。親自發現新事物的喜悅真的相當有意思。我沿著公寓和商家的旁邊走時，發現了磨坊、小吃店等不錯的店家。原來不用跑得很遠，在我住的地區就有很多很棒的地方啊！如果開車過來，肯定無法看到這些。

雖然在這一帶住了很久，但我對這裡其實沒什麼興趣。然而，走路時我完全沉浸在觀察的趣味中，改變了我對這個地區的想法。一個小時不知不覺間很快就過去了。

把日常過得像旅行一樣就是這種感覺嗎？一邊走平常沒走過的路，一邊開心地探索並發掘新的事物，對我來說是全新的體驗。

我一時分不清楚自己是去走路還是去參觀古蹟。雖然這個地區總是打著「適合居住的城市」的名號，但我沒想到竟然是這麼棒的地方。光是發現自己喜愛的景點就讓我自豪不已。

走路的力量果然很龐大。我沒花到半毛錢，只是稍微走一下而已，竟然能如此滿足，我決定要在陽光明媚的日子跟孩子一起走來這裡。我就像外出郊遊的小孩一樣，覺得周遭的環境既神奇又有趣，如果在日常生活中也能經常感受到這種悸動和愉悅，我就別無所求了。真想長久珍藏走路時全身都沐浴在陽光下的瞬間，好在日後情緒低潮時拿出來欣賞。

# 不能再三天打魚，兩天曬網

我走得很慢，但是我從來不曾後退。

——亞伯拉罕・林肯（Abraham Lincoln）

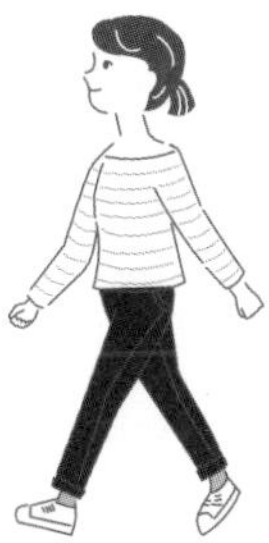

到了決心要每天走路後的第三天，內心變得很沉重，身體則比內心更沉重。我想撐過「三天打魚，兩天曬網」的階段，可是邁出步伐並沒有所想的那麼容易，做家事做到一半總是忍不住偷瞄時鐘。雖然不管怎樣都要出門，但我實在很難打開門走出去。

「要現在出去嗎？還是等一下看時間再出去？」我又再次猶豫不決。一旦開始煩惱，想法就變得很複雜。我想專心做完正在做的事情，但如果再繼續這樣要出門不出門的，似乎就會把每天出門走路的約定推延到很後面的順位。

雖然家裡一團亂，但我還是把那些都放著，起身出發。

我沿著非常輕鬆的山行步道慢慢地散步。周遭傳來水聲、風聲、鳥叫聲，出來果然是對的。然而才走了五分鐘，卻突然覺得腳使不上力。「是之前運動太少，體力下降的關係嗎？」我一邊想一邊緩緩移動腳步。

一開始走困難的路線時，很想改走輕鬆的路，但現在連輕鬆的路都覺得困難。我一邊感受體力的極限一邊勉強地走到山頂，在那裡一看到長椅就馬上躺下來。我抬頭仰望天空，愣愣地望著飄動的雲朵。

大學時曾經將書當作枕頭，躺倒在長椅上，但上次像這樣仰望天空，不曉得是什麼時候的事了。雖然並不覺得過了很久，但在不知不覺當中，時間已經如雲朵般飄走了。各種想法從腦中一閃而逝。

「原來之前我都沒有照顧自己，只是隨波逐流啊！往後應該要多多照顧自己才行。真的不能再這樣放縱自己的身體了！」想到這裡，我猛地打起精神來。

短暫度過甜美的休息時光後，我帶著變得輕盈的心情，伴隨輕鬆的步伐返回原路。超越「三天打魚，兩天曬網」的階段後，總算比較從容了。「啊，終於超過三天了！太好了！不要太貪心，就再挑戰個三天吧！」我鼓勵自己並決定要繼續挑戰。

這天早上十點有個約會。雖然正在下雨，但我還是非常想要走路。我送小孩去上學後前往約會地點，結果抵達時還剩下四十分鐘，時間很充裕。我確認著這天的行程，發現要另外抽出時間走路應該很困難，便決定在附近走走。

我正在想要去哪裡時，看到大馬路對面有一塊平地。「先走過去再說吧！」我拿著雨傘快步穿越馬路後，眼前出現一處大樓重建區。寬闊荒涼的空地旁就是工地，周遭還有許多工廠。

早上出門的時候以為雨已經停了，現在才發現自己穿網布材質的運動鞋，布面上有許多透氣的網格，所以很快就進水了。走路的時候腳一直都是溼的，鞋子踩起來很滑，連帶走路姿勢看起來也很奇怪，不過我還是耐著性子繼續走。

在車子奔馳的道路兩側，有花店、木材工廠、中小企業等建築物林立。從工廠機器忙碌運轉的聲音中，可以感受到大家早晨趕著要上工的繁忙氣氛。男人一大清早就勤勞地出門上班，對身為一家之主的他們而言，這一天該會多麼艱辛呢？

在對面的公寓社區，則可以看到略帶倦容的媽媽正和幼稚園小朋友一起等黃色的娃娃車。那不就是我不久前的模樣嗎？我腦中自動勾勒出她們和孩子在上學前大戰一場的畫面。大家都在各自的崗位上勤勞地開始一天的生活。

走路時會像這樣撞見生活中各種瑣碎的樣貌。

## 每天出門走路喚醒生活的感覺

雨水持續傾瀉，貌似不會停了。雖然大型車輛行經時雨水四濺，但我不太在意，只是繼續勤勞地走路，總覺得在這種天氣裡走路的自己有點陌生。

在滂沱大雨中撐著傘獨自走路的心情原來是這樣！我竟然一大早就在偏僻又冷清的工地附近走路。換作以前的我，現在想必舒服地坐在咖啡廳裡觀賞雨景，或是根本就沒出門。如今，這樣的我竟然正一邊走路一邊感受雨滴落下。

雨滴落在傘面上的聲音，比任何音樂都還動聽。用耳機聽音樂，有時聽久了也會膩，還會有些疲憊。然而，大自然的聲音卻能帶來內心的平靜。**輕快的聲音隨著雨滴落下的節奏充滿活力地傳來，我豎起耳朵靜靜地專注聆聽。「原來我之前都沒注意到這些聲音。」我突然在落下的雨中，透過全身感受到自己活著的事實。**

從走出家門的那一刻起，人就整天暴露在噪音當中。聽到的大多都是汽車的聲音和吵雜的人聲。在雨天走過安靜的地方，側耳傾聽雨聲時，我聽見了自己：

「我還活著，還足以完整地感受到雨水落下的動靜。」

我之前光是埋怨感性細胞變得遲鈍，完全忘了自己的存在。幸好我沒有待在家裡，而是出門。下一次如果又遇到雨天，一定要再出門走走。

努力走路後回到停車場，結果衣服和鞋子都變得一團糟。雖然有點冷也有點喘，但奇怪的是，我卻很開心。

這種幸福的感覺是什麼呢？走路果然是個好選擇。

持續走路一陣子後，出門前猶豫的時間稍微變短了。經驗告訴我，煩惱的時間一旦變長，就會很難出門。煩惱的時候還不如去穿運動鞋，這樣心裡也會比較舒服。我決定往後只要想著：「今天也勤勞地走路吧！」

因為前一天下雨的關係，今天冷颼颼的，風勢很強。「今天要去哪裡走路呢？」我和朋友約好吃中飯，為了赴約而提早一個小時出門走路。

經過住家附近的博物館時，我繞到後面，發現那裡有步道。四方的樹木都冒出花苞，不曉得有多漂亮，我一邊拿起手機一邊讚嘆連連地忙著拍下美景。

心裡雖然很急，賞花時卻很開心。直接路過漂亮的花朵實在有點失禮。我一個人開心地穿梭在花叢中，絲毫沒察覺時間的流逝。

大自然看似無語，有時卻又彷彿滔滔不絕地在向我訴說。春天如期而至，花朵按時綻放，那我呢？有好好地生活嗎？植物開花的季節不盡相同。我暫時停下腳步，思索自己是否正為了綻放而努力。

冷風趨於平靜，太陽也出來了，花朵在陽光照射下顯得更加耀眼迷人。博物館後面竟然有這樣的路，如果沒有出門走路，想必就不會發現這個新地點，我開心不已。不需走到遠處，附近就有這麼棒的地方，真的是太感謝了。我有預感以後會常常過來。

步道附近有很多神奇的樹。站在撐過辛苦歲月、堅毅地守住崗位的樹木面前，我變得無比渺小。「只活了這點年紀，就在那邊苦得哎哎叫。」

「應該要像總是堅守崗位的樹木這樣，變成很可靠的人才對。」

我想在別人眼中成為這樣的人。

# 面對自己唯有趁現在

因為走路，才能與自己面對面。

——和辻哲郎

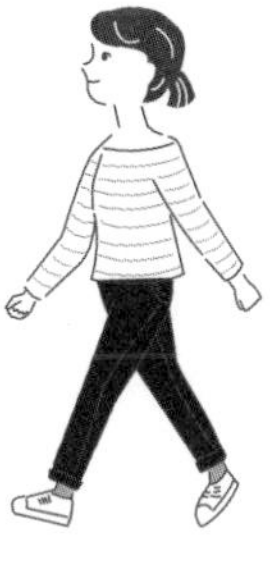

日常生活中偶爾會有身心俱疲的日子。跟朋友一家人約好一起去水上樂園的那天就是這樣。

突然發作的頭痛導致雙眼刺痛，全身就像吸了水的棉花一樣癱軟無力。我躺著發呆，一直盯著時鐘看。指針滴答滴答地正常運作，但不知道為什麼，我卻連坐起身都這麼困難，就連一根手指頭都不想動，一切都讓人厭煩。

雖然天色有點陰暗，但正值初夏，天氣還是有點熱。因為天氣，我又更提不起勁了。這天是久違地跟孩子一起去水上樂園玩的日子，我很想待在家裡休息，不過從各方面來看，去玩水似乎很不錯，於是我打起精神，開始收拾行李，幸好幾天前大部分的行李都已經整理好了，現在只要放進包包裡就行。

大概十一點左右，我們和朋友在水上樂園的入口見面後便一起入園。入園後我們簡單吃個午餐，四處參觀，園區內從室內到戶外都配置各種設施，規模之大讓我吃驚得闔不上嘴，光是走路逛就很吃力，有辦法全部玩過一輪嗎？

一到下午人群便開始湧入，不過由於天候不佳，人潮並不算很多，不用排隊也可以玩，真的很棒。我打算先在座位上待一下，再去泡幾次溫泉。

孩子說到處都有好玩的東西，興奮地四處玩耍。我吃了零食後只是一直坐在長椅上，不斷地打哈欠，不過，看孩子玩得那麼開心，來這一趟也值得了。

我們盡情地玩到晚上七點。真羨慕孩子玩水玩了一整天也不覺得累，雖然他們還想再玩久一點，可惜我們還是得離開了。

我們和朋友一家人吃了湯飯後互相道別。我說回家後要去運動，朋友聽了對我說：「玩水非常消耗體力耶！妳還要做什麼運動？時間已經晚了，直接休息吧！」

明明是去玩的，怎麼比工作還累呢？

匆匆忙忙地回到家時，已經是晚上九點。在玄關放下行李的那瞬間，雙腿頓時又失去了力量，身體再次回到早上出門時那種沉重的狀態。

那時我每天走路大概剛超過七十天。回想這一天的行程，我只想馬上躺平，就算在家裡休息個一天，也不會有人說什麼。

即使如此，我還是換上運動服。我跟孩子說要出門運動時，他們聽了不禁睜大眼睛：「現在要出去嗎？這時間還做什麼運動？太誇張了！直接休息吧！」孩子們歪頭表示懷疑，他們心裡大概在想：「再過一會兒就是媽媽就寢的時間，真的還要出門嗎？」

我在整理行李的時候腦中閃過這樣的想法：「都還沒走滿一百天，為了不讓先前的努力白費，要不要再多努力一點點呢？」

運動就是在無數的狀況中，無止境地與自己爭戰。

不能就這樣休息，我突然討厭和自己妥協，於是立刻換上運動服走出家門。

無論處於何種狀況，只要想到堅守自己訂下的規則，只要這個意志沒有改變，我就會套上運動鞋。只要爬過山坡，之後就能看到平緩的高地，只要開始行動，事情就能有所進展。我實在無法呆坐在原地。我不想就這樣讓一天白白流逝。

## 走路是回顧自己的時刻

我一路沿著海畔川走。沒有找藉口、沒有輸給當下的狀態，而是出門走路，這點讓自己備感欣慰。

總是會有想偷懶的日子，那種時候要想得簡單一點。每個人一天擁有的時間都一樣長，如果沒有下定決心每天做一點，目標就會漸漸從眼前遠去。

我大概走了一個小時，在路上回顧整天的生活。從早上很難起床的瞬間，到在水上樂園玩了一天很疲憊的模樣，再到回家後甩掉想立刻躺平的想法而走出家門的種種。

突然覺得在海畔川散步這件事很沒有真實感。我一邊走路一邊打電話給朋友。

「好久沒像今天這樣玩得很開心。妳順利回到家了吧？」

「嗯，妳應該很累吧，趕快整理完行李去睡覺。話說妳現在應該不是在走路吧？」

「是耶！我正在走路！」

「今天已經走很多路了，妳還去走路？真厲害耶！路上小心，已經很晚了，趕快回家吧！」

掛掉電話後心裡莫名的舒坦。在水上樂園裡時，勉強才能在人群中喘口氣。還要在瀰漫消毒水味的環境中照顧孩子，反而更費神。因為心裡靜不下來，沒能好好休息，結果比平常更累。

然而，安靜地在海畔川走路的時候，我只要專注在自己的步伐上就好。這個當下只有自己。

雖然只有自己，但身處在路上的人群中，有種和他們一起走路的感覺。感受新鮮的空氣、看著美麗的夜景還有潺潺的水流，內心變得很平靜。大自然的聲音再怎麼聽都不會覺得疲憊，光是觀賞景色就能治癒人心。

走路時腦中會浮現各種想法。我想起自己忙得焦頭爛額，甚至早上還累到起不來的模樣，平常究竟是在忙些什麼呢？在這樣自問自答的過程中，各種問題彷彿一個個歸位並整頓好了。那時我才領悟到，藉由邊走路邊回顧自己來整理想法有多麼重要。

**我之前認為盡全力做好分內的事就夠了，然而，那並非一切。雖然努力生活，卻沒有好好回顧自己，這就是問題。日常之所以會忙亂，都怪我輕忽了照顧自己這件事。**

「應該要更專注於照顧自己的內心才對。」

走在回家的路上，我已經不是那個剛穿上運動鞋走出家門的自己。疲憊的我消失不見，現在在這裡的，是找回活力而腳步輕盈的我。時間雖然有點晚，但此時比早上更有力量。

回到家裡時，孩子開心地迎接我。「媽媽，妳沒事嗎？妳怎麼看起來心情那麼好？發生什麼事了嗎？」面對兒子的提問，我回了一句話：「我剛剛去走路啊！」「走路那麼好嗎？」「嗯，走路心情會變好，下次一起去走吧！」「欸……我還是睡覺好了！不過我們這樣玩水回來，媽媽還是出去走路，都沒有放棄，真的很了不起，很帥耶！」

聽到這句話我差點要哭出來。原來在小事情上受到肯定是這種感覺啊！而且不是其他人，是我的孩子這樣認定我、稱讚我很了不起，心情真的很好。俗話說「稱讚能讓鯨魚跳舞」，不僅如此，稱讚還能感動人心。

我不過是在猶豫的時候稍微提起勇氣穿上運動鞋出門罷了，沒想到心裡竟然變得這麼充實。總之，這天我因為遵守了和自己的約定而過得很幸福。

# 有破洞的褲子帶來的啓發

沒有什麼想法是沉重到無法靠走路驅散的。

——齊克果（Søren Kierkegaard）

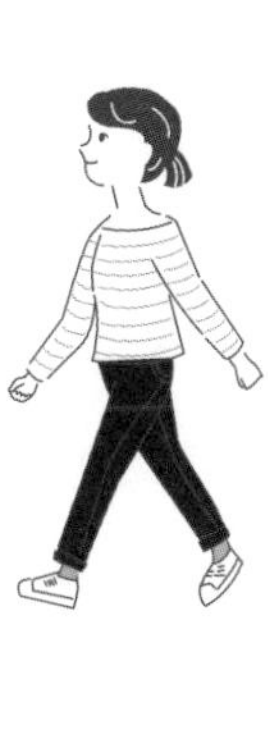

我們所認為的熱忱是什麼呢？我覺得能帶著信念大聲宣揚某件事情的人是有熱忱的人。但不只如此，除了要大聲說出口，還要有毅力和恆心，才會產生信賴與力量，那才是熱忱。

長時間持續做同一件事並不容易。毅力終究是和自己的無止境爭戰。如果想持續走路，就需要耐心和自我管理。即使下定決心要每天走路，偶爾還是會動搖，總是有無法按照自己的想法和意志行動的日子。有時因為行程繁忙而抽不出時間，或是太過疲憊而走不動等，每次都有各式各樣的理由，這種時候我都會思索熱忱的定義。

不管再怎麼辛苦，此刻總是有人正在走路——他們克服許多困難，正在走自己的路。我試著想像那些持之以恆的人。

雖然辛苦，但託他們的福，我又再次產生動力。得到無限的能量和力氣後，踏出的步伐也充滿力量。我不該為自己辯解，應該要更努力走路才對。

走到覺得累時，我偶爾會回想兒子的熱忱。兒子喜歡踢足球，他在實驗小學就讀，非常以自己的學校為榮。他上下學的表情和平常完全判若兩人。上學途中他總是很開心，興奮到甚至讓我懷疑上學真的那麼有趣嗎？

上學讓兒子開心的原因很多，主要是營養午餐很好吃，以及能盡情地在運動場上踢足球。他每天都在踢球，從未缺席。

我想下雨天應該不會踢球，但在放學路上詢問兒子時，他回說：「才怪咧！下雨天踢球超好玩的！」

兒子溼透的鞋子沾滿了泥土。雖然我抱怨過這樣很難清洗，但兒子都沒聽進去。就算要他雨天時克制一點，他還是左耳進，右耳出，腦子裡想的都是足球。就算是晴天，幫兒子檢查運動鞋的時候，上頭也總是沾滿了泥沙。現在雖然能一笑置之，但在清理車庫地板和浴室裡滿滿的沙粒時，真的工程浩大。

感覺兒子所有的生活都以足球為中心，他在學校盡情玩耍的痕跡原封不動地留在運動鞋上。新的運動鞋穿了三天，就變得跟舊鞋沒什麼兩樣，雖然會用溼紙巾簡單地擦拭，總是很快又布滿了灰塵。

衣服也是一樣。兒子的字典裡根本就沒有「牛仔褲」或比較「端莊」的衣服。一開始我還會幫兒子買一些體面的褲子，但他都不穿，於是那些褲子一件件堆置在角落。後來我只能含淚把端莊又體面的衣服送給別人或丟掉，所以兒子穿的衣服總是方便踢足球的那種運動服。

現在兒子的褲子一定都是在體育用品店買的。一整套的運動服當然最好看，但穿著穿著，經常無法湊成一套。夏天只需要準備幾件排汗衫和運動服就行，十分省事。

就這樣，兒子所有的衣服都是最適合運動的材質。

## 全心投入喜愛之事的熱忱

忙著準備上學的某一天，兒子說了一句話：「媽媽，我的褲子破了，幫我縫一下！」

「噢……好！」結果我回完話後就忘了這件事。

幾天後兒子又跟我說了同樣的話，而且還多補一句：「今天一定要幫我縫哦！沒褲子穿了……」

我打開衣櫃一看，要修補的衣服彷彿都在等著叫號。我忙到完全忘了，心裡有點抱歉。

我放下手邊其他事情，一吃完早餐馬上就坐下來縫補。反正就算買新的好像也沒什麼用。在每分鐘都很寶貴的早晨，我竟然在縫東西。想到這一點，即使已經努力調適心情，還是覺得五味雜陳。

原本預計很快就能弄完，沒想到花了許多時間。由於褲子上有許多破洞，我不得不持續進行打補釘的大工程。是因為我靜下來做手工，心裡跟著平靜的關係嗎？我甚至覺得：「對耶，這也是一種幸福。兒子努力運動到褲子上破了洞，代表他很健康，而且也意味著他的足球實力跟著提升了。」

就連快要遲到而趕著送兒子去學校的早晨，兒子依舊泰然自若地走向足球門，左右滾動一下放置在球門前的足球才走進教室。不管我再怎麼打手勢要他趕快進去，他也只是稍微瞥了我幾眼。我出神地看著兒子，不禁愣在原地。

「眼前如果有足球，兒子不會無視地直接走過，只有媽媽在這裡白操心。」這種日子持續下來，我開始覺得每天都踢球的兒子很了不起。找到自己喜歡的事，而且還能那麼投入，無論對大人還是小孩來說，都不是容易的事。

最近世人的問題在於找不到喜歡做的事情，所幸兒子能因為足球而喜歡上學。這總比忙著上補習班，讀書讀到很累來得好。早上修補的褲子沒空間再打新的補釘了，如果又破洞，壽命大概就到盡頭了。

那天早上我看著兒子破洞的褲子時，覺得它彷彿在對我說：「直到褲子破洞為止，他跌倒了多少次，承受了多少痛苦呢？如果想做些什麼，就應該要做到這種程度才對。光是露出膝蓋的小裂縫還不夠，要做到破一個大洞的程度才對。」

「擁有才能的唯一祕訣就是每天都待在那個位置上。就連想放棄一切的瞬間，甚至在無法隨心所欲控制的夢境裡，都只能想著那件事，並且要出於熱忱，而非基於義務。這樣一來，美麗的才能就會從自己對熱愛事物的純粹『專注』中淬鍊而出。」

——鄭汝蔚（정여울）《如果早知道就好了》

我曾經投入某件事情到把褲子磨破的程度嗎？曾經用某個物品用到毀損的程度嗎？我不禁自省。因為心情懇切而滿腦子只想著那件事，是什麼樣的感覺呢？

兒子傾注在所愛事物上的熱忱，比我這個媽媽還多得多。持之以恆地做想做的事情，兒子展現出行動勝於言語的態度。

**我也想要用盡我的精力，比起省著不用，淋漓盡致要好得多。不安於現狀，而是磨損到褲子破洞，這才是人生。**因此，應該要勤勞地活動才對。

當生活變得沉悶時，我一定會想著兒子的褲子，然後再次下定決心：「我也要慢慢地、持之以恆地走下去。」一人應該要過著更仔細傾聽內在聲音、更專注於自己的生活。

# 走路帶來的正向轉變

如果每天持續走路，內心的一切騷動都會歸於平靜。

——齊克果

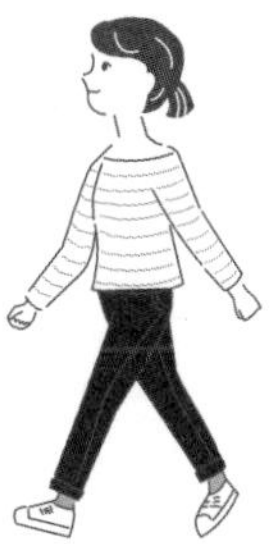

等孩子適應學校生活後，我才正式開始走路，目標是每天至少都要走一點點路。第一週很辛苦，面對嶄新的挑戰也很疲憊，再加上春天氣候多變，要搭配時機穿著適合的衣服出門更是件不容易的事。

我事先定下要走路的時間，然後每天出去走一點點路。持續這麼做，時間很快就流逝，已經熬過三天打魚、兩天曬網的階段，可以鬆一口氣了。

就這樣以三天為單位反覆幾個循環後，我決心要挑戰走路一個月。過程中如果放棄，之前的努力似乎都會白費。如果想避開那種狀況，要無條件地出門走路，不過每天穿運動鞋出門並不如想像中的容易。

再怎麼喜歡走路，直到我出門之前，總是會有許多衝突和誘惑。「稍微休息一下，之後再做就好。」有時這種想法還會悄悄爬上心頭，尤其是在我專注做某件事的當下更是如此。

那時，我會停下手邊所有正在做的事情，這很需要果斷按下暫停鍵的勇氣。到了預定的時間，我就會按下暫停鍵，放下手上的事情出門。

就算家裡一團亂，還是要停下來，如果沒那麼做，就連移動一小步都會困難重重。先去走路，走完回來再用愉快的心情繼續做剛剛的事情比較好。在放鬆的狀態下專注做事反而成效更高，對心理健康也比較好，硬是抓著手中的事情不放，拖延走路時間，反而更讓人難受。

**家事隨時都能做，而且再怎麼努力做，看起來都沒什麼差別。最重要的是我的健康，我透過許多次的經驗領悟到，一定要照顧好自己才行。**

我帶著「無論如何都要走路」的決心開始走路後，大概過了一個月就感受到自己的改變。我本來沒什麼自信，不確定自己能不能走超過十天。然而，當步數慢慢累積，現在已經很習慣去走路了，而且還變得比以前從容，在日復一日的日常中也能展露笑顏。

走完路後，身體和內心彷彿都充飽了電。

能一天不漏地遵守和自己的約定，我心裡覺得很踏實，也產生了自信。「原來即使只有一點點進展，還是有我可以做的事啊！這不用花什麼錢，就只是走路而已。」

我變得比以前開朗許多，現在每個當下都覺得很幸福，就算擁有的財富不多，一天也過得很滿足。

我時常邊走路邊盡情地賞花。如果一邊欣賞各處盛開的花一邊走路，不論是誰，內心都會變得很愉悅。我每天都在花朵的香氣中不自覺地發出讚嘆。

就算是對萬事萬物都很無感、缺乏感性細胞的人，如果像這樣走路，應該也會不知不覺就變成感性派吧？走在大自然裡時，原本靜靜沉睡的感性會自然而然地甦醒。

因為邊走路邊到處拍照，養成了觀察的習慣，即使是普通的地點或事物也不會直接走過，而是一再端詳。就算重複經過同一個地方，也能體會到其中細微的差異，甚至能察覺到微小的變化。雖然風景看起來似乎都差不多，但沒有任何一天是一模一樣的，我有種在跟路上遇見的植物交流的感覺。

能完全投入在這個當下真不知有多麼令人感謝。

## 走路時才會發現的寶貴事物

在大雨傾瀉的早晨撐傘走路是種全新的體驗。我可以感受到大自然的生命力，而且在雨中聽音樂更能刺激感性細胞，聽了心情更好。尤其是聽爵士樂的時候，肩膀還會自然地跟著旋律擺動。待在任何咖啡廳都比不上在雨中聽音樂。

當廣播播放一九九〇年代的音樂時，我還會忘情地跟著歌唱。下雨天沒什麼人在街上走路，或許是因為這樣，我也不太在意別人的視線，因為走路的我更重要。獨自在雨中享受的演唱會治癒了我，每往前走一步，腳步就變得更加輕盈。

我週末會跟孩子一起走路。我偶爾會帶他們走平常沒去過的森林小路，或是在住家附近的巷子裡步行，然後一邊跟孩子講以前的故事。

「媽媽小時候就是這樣玩的。」

好奇心旺盛的孩子接連發問，我們一邊聊天一邊走路，對話時間自然就變長了。一到戶外，孩子就開始講個不停。兩個人爭先恐後地分享週間發生的事情或是學校的生活。

有時會訂下規則讓他們按照順序講，有時走得無聊會玩各式各樣的遊戲。在這樣嘰嘰喳喳、你一句我一句的過程中，彼此能分享的事情也變多了。孩子長得好快，他們真的很能走，健壯的模樣實在討人喜愛。

我在走路的時候，更深刻地體會到日常的珍貴，更想充實地度過每一天。能用雙腿走路真的是很大的祝福。走路時可以看見許多東西，珍貴的事物走太快就看不到了，在搭車快速移動的生活中也看不到。

我學習到慢生活、慢慢走路的樂趣。

我的體重並沒有明顯的變化，不過開始走路後體力確實變好，平常也更有活力。每天走一個小時滋潤了我的生活。

我開始用新的視角看待自己居住的城市。不用搭車跑很遠，在近處就有很多美好的地方。內心疲憊的時候，不管去哪裡觀光，風景都入不了眼，走路後不僅體力變好，而且還能注意周遭的景色，這讓一切都變得不同。

「原來我住在這麼棒的地方啊！」

不管去哪裡，都有很多可以走路的地方。公園、海畔川、森林小路、登山步道等，如果下定決心去走走，就會發現附近有很多適合走路的地方，只是我之前都沒注意，也沒去走罷了。

思緒紛亂時，如果在幽靜的地方靜下心來走一走，就會發現哪些路線很棒。若沒走路就不會知道這些小地方、不會找到專屬於自己的空間，這對我來說是很驚人的發現。住了超過十年都沒去過的地方，我卻在一個月內猶如走自家後院般整個走遍了，這真的是很大的突破。

藉由這樣的機會，我更加以我居住的城市為榮。留心觀察後，一切都變得煥然一新，我以後還要探索沒去過的地方，繼續勤勞地走路。

好好邁出第一步

## 決定出門走路

- 以走路展開一天，日常就會變得完全不一樣。
- 一天二十四小時中，至少要挪出三十分鐘走路。
- 走著走著，不禁覺得將日常過得像旅行大概就是像這樣。
- 為了喚醒生活的感覺，每天都出門走路吧！
- 能面對自己、檢視自己、照顧自己內心的時間就是走路的時候。
- 走路讓人獲得能在喜歡的事情上投入、持續做下去的熱忱。
- 不走路就無法感受到的事物多不勝數，還好我開始走路了。

第二章

# 慢慢地向前走，感覺自己活著

我只是完全專注在走路上面。
我徹底投入在今天這個時間，
而不是未知的明天。
這樣走著走著，
複雜的想法就會自動溜走。

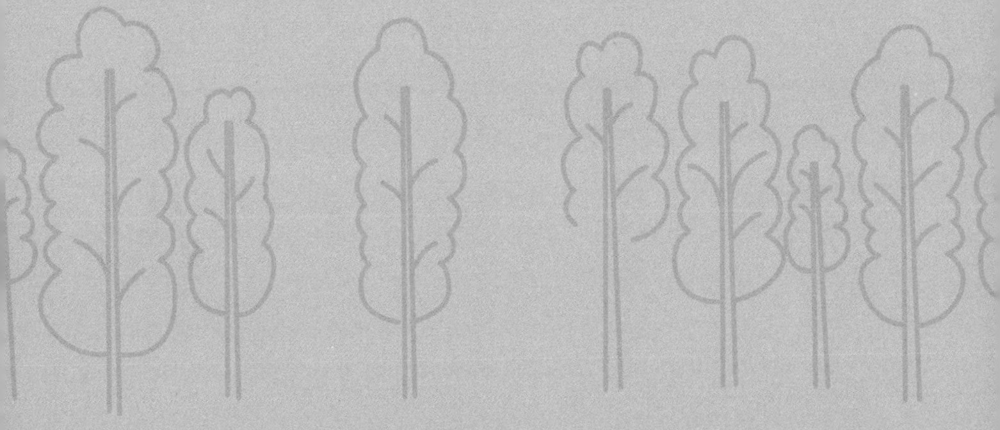

# 熱鬧的走路慶典，大家一起走

身體不太活動的生活雖然很舒適，卻也會讓我們不安又焦躁。

——卡爾・薩根（Carl Sagan）

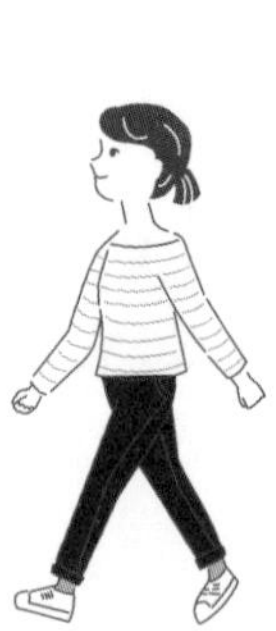

「認真生活時，會在人生中留下某些點，而本來看起來沒有意義的那些點，會在某個瞬間連接起來化作星星。」

史蒂夫・賈伯斯（Steve Jobs）在史丹佛大學演講時留下的這段名言，一直是我疲憊時的行動指南。我們現在做的事情可能沒什麼大不了、看起來沒什麼意義，也不曉得究竟有什麼用處。即使當下如此，一旦採取微小的行動，狀況就會變得不同。如果去嘗試，就會了解開始行動的力量究竟有多麼龐大。只不過在日常中看不出來而感受不到罷了。

我今天的行動在未來可能會連接起來，成為有意義的事，因此，我的時間要用在能支撐有生產性的事情上。應該要多多接觸能幫助我成長的人，而不是把時間浪費在不必要的聚會上。

有人說：「不做比起去做更讓人後悔。」後悔總是太晚，所以重要的是，不管最後成果如何，哪怕只是一件小小的事，還是要試著去做。

枯燥的日常需要一點變化。我每天都在煩惱要做什麼，卻依然找不到答案。於是我先從走路開始。開始走路後，發現有各式各樣的活動可以參加，真不曉得怎麼會有那麼多與走路相關的活動，感覺整個世界都充滿為了走路之人準備的慶典。

某天走步道的時候，遇到了兒子朋友的媽媽。我跟那位沒有車子、去哪裡都靠步行的女士打招呼。

「妳今天去了哪裡？」

「噢！我們正在參加集章活動。」

我又問：「那活動怎麼進行？」

「只要蓋幾個印章，就能拿到獎品！」

「噢，還有那種活動哦?!」

我突然對集章活動感到好奇，上網搜尋後發現那是觀光活動，只要走訪名勝景點，在小手冊上蓋章完成任務就能獲得獎品。我以為通常是外出旅行才會蓋章留念，沒想到我住的地方有這樣的活動，而且我家就在旅遊中心附近，竟然連這種事都不知道。

我家附近有很多古蹟，其中有幾個位於我常走的路線。要不要試著邊走邊集章呢？「之前都沒有做過，先嘗試看看吧！」我帶著這樣的想法和孩子一起參加集章活動。於是我們開始在詳記名勝景點相關資訊、手掌般大的手冊上蓋印章，並寫下日期。

我們訂下計畫後，忙著集滿印章，還曾經在孩子放學回家後，立刻匆忙地總動員趕去博物館。要到稍微遠一點的郊區時，則利用週末早上的時間。託這些活動的福，我們還逛了以前沒去過的美術館，度過悠閒的時光。沒想到有這麼棒的地方，雖然在這裡住了很久，但仍然有很多不認識的地方。我用雙腳走路，細細觀察，結果彷彿走入了另一座城市。

「原來光是到處參觀古蹟，心靈也能得到療癒啊！」

能像這樣如同旅行一般走過住家附近的景點，真是格外新奇的體驗。如果沒有參加集章活動，想必不會發現這些美好的地方。如果沒有費心去找，我連周遭有這麼好的地方都不會知道。這次能深入了解，真的覺得很欣慰。

孩子很享受蓋章的過程，而且一個一個蒐集也相當有趣。最後我們還拿到馬克杯和保溫杯作為獎品，因此心情更是好得不得了。集章活動讓原本週末都在睡懶覺的孩子提早起床。這次要去哪裡呢？那些充滿期待的日子真的很美好。

如果什麼都不做，就什麼事情都不會發生。不管是什麼，只要去嘗試就會知道。

走路時，周遭的東西都會映入眼簾。若仔細觀察街道或巷弄，還會發現許多有用的資訊，路邊的招牌和廣告我都會留心閱讀。

某次我偶然發現「花浦川健走大會」，便邀請友人一家在週末一起參加。我們繞著生態溼地健走兩個小時，一路上完全被風景迷住了。當時正值四月初，天氣還有些冷，我將蓋腳的毯子披在肩膀上走路，整趟路程都很愉快。這是地方政府舉辦的活動，附近的居民彷彿全都來參加似的，猶如慶典般熱鬧不已。

這地區以草莓聞名，因此主辦單位送給每位參加者一盒草莓。在慶典最後的高潮，也就是抽獎的時間，我不自覺地有些緊張，大家都希望自己的號碼能被抽到。

許久沒像這樣激動又緊張了。我們很幸運地抽中一袋米，還拿到美味的零食作為獎品。我們在回家的路上直呼真的很幸福，孩子也因此留下了難忘的回憶。「原來有這麼好的活動，週末應該多參加附近的健走大會，別忙著研究要去哪裡玩了。」我很自然地產生這樣的想法。

## 參加各種類型的健走大會

一回到家我立刻開始打聽住家附近舉辦的健走大會。沒想到竟然有這麼多健走大會！只要留心就能獲得很多不錯的資訊。我忙著將活動紀錄下來，並擬定計畫。接下來一整個月的走路行程都被參加健走大會填滿了。

我們以參加「海畔川健走大會」為起點，正式開始執行「健走大會計畫」。每個點設置的攤位都在舉辦活動，我們還在現場的抽獎活動抽中小禮物，大家都非常開心。孩子走過踏腳石橋時，臉上綻放出笑容，我們並非基於義務，而是自願參加活動，才能完全享受其中。

八月十五日光復節當天，我們去參加森林步道的健走大會。雖然在酷暑之中光是站著就很熱，我還是想安靜地在森林裡走走路。不是在那種冷氣開很強的地方，而是待在自然風充分流動的空間裡，單單這樣就讓我十分滿足。

我喜歡在森林裡呼吸新鮮空氣，與同伴開心聊天的早晨時間。我從未想過會在酷暑下走路。一大早走進森林裡時，感受到的空氣和其他地方完全不同。即使什麼都不做，光是走路還是能有很多收穫。

接下來我們還參加了釜山二妓臺國家地質公園的健走大會，從東山尾一路走到白雲浦，在三個小時中持續逆風前進。我們走過海浪滔滔的海邊，平安翻越陡峭的斜坡。好不容易抵達終點時，不禁鬆了一口氣。

我們走了十五公里，總共兩萬兩千步，所以一坐下來腿就軟了。主辦單位提供的拌飯真的非常好吃。孩子走過辛苦的路段時，雖然嘴巴碎念不停，並沒有抱怨太多，終究還是一起走完了，我心裡既佩服又感謝他們。

一個禮拜後，我們馬上又去參加釜山金井區海鷗路的健走慶典。不是健走大會而是「健走慶典」，聽起來就相當愉快。由於一大早就要出門，早餐只吃了便利商店的三角飯糰，就搭客運前往釜山了。我們在開幕典禮結束後出發，走到雙腳失去知覺，一心只想趕快抵達位於十公里處的折返點。

孩子一邊走一邊問個不停：「媽媽，還要走多久？」我只好回：「我也是第一次來這裡，不太知道耶……稍微再走一點就會到了。」話雖然這樣說，其實我心裡對他們有點抱歉。

孩子們在來釜山的客運上幾乎吃光了所有零食。我雖然帶了一些巧克力派和堅果，也被他們吃到見底，早知道就再多帶一點來。

所幸水還剩一些。我們靠在石頭上稍事休息時，一位路過的大叔給了我們一些橘子。我們心懷感謝地吃得津津有味，然後又再次上路。回到起點時大概是下午一點左右，稍微超過午餐時間。我們終於做到了。收下完成證書後，我們開心地四目相望。

那時，兒子說：

「媽媽，西班牙的聖地牙哥也會頒發證書給走完全程的人。」

「哇！好酷喔！你怎麼知道的？」

「以前在書上看到的。」

「你好棒哦！媽媽快三十歲才知道聖地牙哥。下次要不要一起去走聖地牙哥？」

我佩服地對兒子豎起大拇指如此問道，兒子卻沒有回應，只是一直笑。後來我們到活動現場設置的攤位吃了美味的乾蘿蔔湯飯和血腸。

我們這次走了十公里，總共兩萬步。很久沒有來釜山了，就這樣離開實在太可惜，於是我們搭地鐵到海雲臺海水浴場。我想買點好吃的食物給走得很累的孩子。

不過，我們到了那裡後也沒休息，依然繼續到處晃。最後回到家時，紀錄顯示我們整天總共走了二十公里、三萬步。孩子即使辛苦，還是乖乖地跟著走完全程，我對他們報以讚賞的掌聲。

在為期一個月的「健走大會計畫」的最後階段，我們參加了「晉州南江健走大會」，與海鷗路健走慶典大概相隔一個禮拜。

出發當日是個令人感到愉悅、晴朗又涼快的秋日早晨。雖然是週末，但孩子還是早起預備出門。會前活動在眾多人群中舉行，氣氛相當熱烈。我們戴上參賽號碼的手環後，喝著熱呼呼的蕎麥茶等待大會開始。孩子覺得大會贈予的紀念品「電子暖暖包」很新奇，一直拿在手裡把玩。

會前抽獎活動、來賓致詞、暖身運動都結束後，全體一起喊完口號就出發了。這裡是我以前住過的地方，所以每走過一個地方就想起一些回憶。我跟孩子分享以前的經歷，他們聽得非常入迷，一直問我問題。經過晉州城時，主辦單位還以歷史為主題進行問答遊戲。

抵達終點後我們接過主辦單位招待的水果坐下來享用。那些水果的味道和平常吃過的不同，走過路再吃，嘗起來加倍香甜。孩子被那滋味深深吸引，連平常不吃的水果也全都吃下肚。

走路時和同伴彼此分享的那些話題，以及路上的各種風景，似乎都會長長久久地留在記憶之中。

在風和日麗的秋天，舉辦健走大會的地方特別多。每個週末我們都忙著參加活動，不過，比起疲倦，家人一起走路是更大的喜悅。如果單純只是去玩，不曉得能不能像現在這樣感到滿足？說不定會花一堆錢還遇上塞車，結果只是累積壓力。在好天氣中與家人一起參加健走慶典，真是很棒的選擇。

各式各樣的慶典和健走大會為我乏味的日常帶來許多活力，身體雖然很累，臉上卻常常不自覺地綻放笑容。能像這樣走很多路，在過程中和孩子互動、留下愉快的回憶，我真的感到很幸福。

我相信走路的時光將會在孩子的人生中產生深遠的影響。

# 鼓起勇氣挑戰光腳走路

美好的山徑之旅能幫你找回在城市裡被毀損的身心。

——克里斯托夫．拉穆爾（Christophe Lamoure）

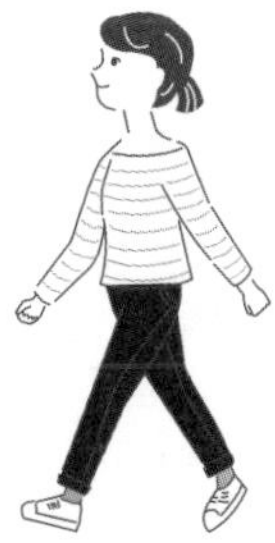

某天我走山路時看到一位光腳走路的女子，我跟在她後面不停盯著她的腳看，直到抵達山頂才和她視線相對。我猶豫了一會兒，靠過去問了幾句話：

「請問您的腳不會痛嗎？您光腳走路多久了？怎麼有辦法走得那麼輕鬆？」

「我這樣走路一陣子了。腳不太會痛，而且這比穿鞋走路還更好。」

她咧嘴笑了一下並親切地回答問題。即使光著腳，她看起來仍然很自在，我只能從她的表情揣摩光腳走路是什麼樣的感覺。

身邊經常有人跟我說光腳走路很好。長久以來都是光腳走路的某位友人，就算在冬天也依舊光著腳踩在地上，他就像是稱職的走路傳道師，總是不斷告訴我光腳走路的益處有哪些。

談到光腳走路，最先想到的就是印度人，他們直到現在都還保留光腳走路的傳統，對他們而言，從很久以前這就是最自然的生活方式。最重要的是，光腳走路在他們的人生中具有重要意義。在佛教中，光腳意指「丟棄一切所有和煩惱」，從這點來看，光腳和他們的精神思維有著深刻的關聯。

另一點也很重要的是，光腳有益健康。不僅是肉體的健康，對精神健康也有益。我想著總有一天一定要試著挑戰，但實在很難付諸行動。

去孩子的學校時，偶爾會看到光腳繞運動場走路的老師。他在下班前和同事嘰嘰喳喳地邊走路邊閒聊的模樣，看起來真的很愉快。就連下雨天，他也會光腳走在積水的運動場上。這間學校的老師大部分都是光腳走路嗎？

晴朗的午後，又有另一位老師在走路。那模樣令人印象深刻，我不禁站在遠處出神地望著。

他的雙手各牽著一個孩子，他們一邊唱歌一邊聊天，臉上充滿笑容，看起來比任何時候都還愉快。後來我問了和老師一起走路的小孩，他說他經常像那樣和班導師一起走路，而且還用雀躍的聲音跟我說，一天當中他最喜歡和老師一起走路的時間。

雖然大家都說光腳走路很好，但真的要嘗試時卻提不起勇氣。早上走路經過國小前面時，腦中突然產生「要不要光腳走走看」的念頭。

我走到運動場後把鞋子脫掉。煩惱率先湧上心頭——不僅天氣很冷，我還在苦惱沾了泥土的腳該怎麼洗乾淨，稍微試了一下後覺得「今天還不是時候」，於是又重新穿上鞋子。不過總有一天我一定要試試看。

送小孩上學後，繞過運動場走出校門，在那忙碌的早晨，有兩位老師正光著腳走路。回來的路上，「光腳走路」幾個字一直在腦海中盤旋。

要不要現在就試試看？別再拖延了！我在登山路口短暫停留後，把登山鞋脫下來。就走走看吧！

從停車場開始走了大約五分鐘的柏油路後，接著是泥土路。一開始小碎石相當刺腳，害我走得搖搖晃晃的。在公園走健康步道時，沒走幾步我就會辛苦得唉唉叫。山路比那個更可怕，泥土路還比較好走一點。

走到人行道後，各式各樣的步道輪流出現在眼前，有高度不平均，帶有尖銳突起物且表面坑坑窪窪的碎石子路，也有泥土路。

我低著頭，邊走邊盯著腳尖看。腳底各處都受到相當大的刺激，導致我連一刻都無法思考其他的事情，走路時只能完全專注在腳上。我忙著注意小碎石，小心翼翼地走路，結果走到渾身冒冷汗，有時候還差點叫出來。雖然可以感受到旁人關注的視線，我還是持續低著頭走路。

我費盡力氣才抵達山頂，一抵達就開始擔心下山的路程了，一想到要原路折返，就覺得很害怕。如果不知道路況，還能直接出發，但在已經知道的狀況下，反而更感到害怕。早知道就把鞋子帶上來，如果路上發生什麼狀況，還能再把鞋子套回去。我突然想到光腳爬上山頂的那位女子，她跟我聊天時一臉自在，不曉得她第一次光腳走路時也是這種心情嗎？

我很好奇要光腳走多少路才能適應。我好不容易才走回車上，用溼紙巾把腳底擦乾淨後重新穿上鞋子。那天晚上腳底整個熱熱刺刺的，我躺在床上想睡覺，腦中描繪的卻是登山步道。吃辣的時候雖然很痛苦，之後還是會回想起那滋味，很奇怪的是，光腳走路也是一樣。

雖然疼痛劇烈，卻很舒暢。另外，我確認步數時，發現數據是平常的兩倍。光腳爬山時沒辦法大步走路，只好踩著小碎步前進，因此步數自然就增加了。走路的時間一樣，步數卻比較多，我心裡相當滿意，還略帶炫耀意味地跟孩子說：

「跟你們說，我今天光腳爬到山頂哦！」

「媽媽光腳登山嗎？哇！太酷了！」

孩子興奮大叫，鬧哄哄地稱讚我終於挑戰成功，還開心地對我豎起大拇指。

## 光腳走路讓人更加專注

某個晴朗的週六，孩子在登山時想要嘗試光腳走路。「我很好奇上次媽媽說的那種感覺是什麼。」看到孩子沒什麼猶豫、很樂意嘗試的樣子，實在令人欣慰，很羨慕他們只要遇到有趣的事情就會變得勇敢。

穿著鞋子走都很辛苦的路，我們卻光著腳一邊哀號一邊往上爬，經過的人都稱讚我們很了不起。一開始孩子似乎對他人的視線感到有壓力，還很在意地跟我說：「別人都在看耶！」但後來就因為別人的讚美而得意起來。體驗過光腳走路後，他們都非常興奮，直說下次還想要挑戰。即使過了段時間，他們仍然會偶爾提起這件事，彷彿記憶猶新。

任何事情第一次都很困難。一旦嘗試過，下次要再挑戰就會容易許多。後來我也繼續光腳走路。我喜歡在陽光明媚的日子脫下鞋子，一邊走路一邊感受泥土的觸感。

別人經過身邊時偷偷看過來的那些視線，我現在也不怎麼在意了。人生稍微有些瘋狂時真的很有趣。我顧著沉浸在這種樂趣之中，他人的視線根本就沒什麼大不了的。

我越走速度越快，幾乎快趕上穿鞋子走時的速度。某次我如往常那樣走路時，有位在山頂遇到的老人皺著眉頭跟我說：

「妳被玻璃或尖銳的東西刺到怎麼辦？小心點。如果受傷就會很辛苦！我以前也會光腳走路，但現在不那麼做了。」

難道他因為光腳走路而吃了什麼苦頭嗎？雖然很感謝他擔心我，但我決定等真的遇到狀況時再說，於是就光腳下山了。

然而，就在我抵達目的地的十分鐘前，發出了一聲慘叫。由於我已經習慣光腳走路，所以漫不經心地想著別的事情跨步前進，就在那時被某個東西刺到了。腳底中央部位流了很多血。我捏了一團樹葉擦拭血跡時想到：

「不管是做什麼，在變得熟悉而不再謹慎的瞬間，更應該要小心才對。」

開車和人際關係都是如此。還是初學者，第一次上路時，總是會更注意安全，等到了解且熟悉後，就不會再那麼花心思。因此，走路時只要集中精神、注意安全就行了。不是也有很多人冒險從事極限運動嗎？如果不忘記初次光腳踏地的那瞬間，一步一步慢慢地走路，就可以充分享受光腳登山的樂趣。

光腳走路擁有龐大的療癒力量。偶爾想法紛亂或很辛苦的時候，我會故意光腳走路，就能忘記一切，只看見眼前的道路和腳趾頭。那當下對我而言最重要的，就是安全地走路，也就是我當下踏出的步伐。我只是完全專注在走路上面。我徹底投入在今天這個時間，而不是未知的明天。這樣走著走著，紛亂的想法就會自動溜走。

從此之後我都對身邊的人強力推薦光腳走路：

「你最近很辛苦吧？可以試著在爬山時光腳走路。那比去遊樂園還刺激。」

我感受著腳底傳來的觸感，擦拭流淌而下的汗水，抵達走路的最高境界。現在好像知道朋友為什麼會一直跟我說光腳走路有多麼好了。

光腳走路讓我體會了一件事——唯有我親自看過、走過、感受過的才會屬於我。沒經驗的人給的建議是最可怕的。正如跑步的人有所謂「跑者的愉悅感」，走路時的最高境界、最高峰應該就是「光腳走路」吧！

# 八百公里的國土縱走之旅

徒步旅行是在戶外敬拜神的最佳方法。

——約翰・芬利（John Finley）

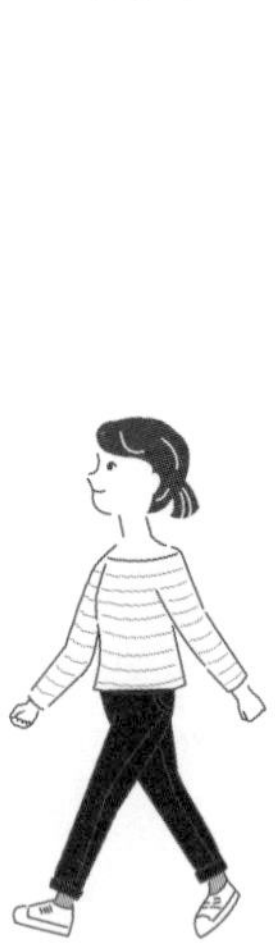

我想起國土縱走之旅的回憶。當時我快三十歲，總覺得就那樣送走二十幾歲的青春實在可惜，不曉得人生哪時還能擁有那麼多時間，所以即使很茫然又害怕，我還是鼓起勇氣收拾了背包。

之前煩惱二十幾歲最後一趟背包旅行要去哪裡時，決定不管三七二十一，先去印度再說。於是我在沒有任何計畫的狀況下，只依賴一本旅遊手冊就出發了。當時我坐在飛往德里的飛機上，為了在長途飛行中解悶，開始東翻西找，結果偶然發現一本書——金南熙（김남희）的《女人獨自出發的徒步旅行》（여자 혼자 떠나는 걷기 여행）。談的竟然是「徒步旅行」。我當下沒什麼事情可做，也不太想睡，於是便翻開書本開始慢慢

閱讀。

我讀到忘記時間，翻到最後一頁時還依依不捨，彷彿和作者一起走完一趟徒步旅行，心中留下了強烈的餘韻。

我有些疲憊，閉上雙眼想睡一覺。不過書裡的照片和文句一直浮現在腦中：鄉村風景、走路時的感受、走了多少路等內容都讓人印象深刻。那瞬間我下定決心：「我總有一天也要嘗試這種旅行！」

結束長達一個多月的印度旅行後，我又繼續過著繁忙的生活。當時我突然想起在飛機上讀的那本書，心中萌生一個念頭：「今年夏天要不要去徒步旅行呢？」我很想在青春逝去之前，用雙腳走過韓國的土地。於是我試著說服朋友：

「結婚後，加上年齡增長，就算想去也很難。要不要趁還有體力的時候去走走看？」

朋友聽了我的提議之後，一直在找不能去的理由。

「我的體力不好，而且也不喜歡走路。妳竟然邀我在夏天走路，一定要自找苦吃嗎？」

「我們慢慢走就好啦！能走多遠就走多遠嘛！」

話是這樣說，但其實我沒什麼自信。我的體力真的能負荷嗎？雖然沒表現出來，實際上卻擔心不已，唯一確定的是，我有無論如何都想嘗試的決心。苦思一番後，我決心要挑戰。最終花了很多時間，好不容易才說服朋友一同出發。

比起行李的重量，擔心的重量多上了好幾倍。我們不顧一切地換乘好幾班公車，終於抵達海南的天涯海角村[1]。「我們真的能走到目的地嗎？中途會不會放棄？」心裡的擔心和不安持續席捲而來。但即使如此，我還是想先做了再說。

現在只要用網路搜尋就能找到很多資訊。然而，當時關於徒步旅行的資訊還不多。不過關鍵在於心志而不在於資訊多寡。我按照書上指示，穿著輕便的服裝，背上沉重的包包，拿起一根登山杖就出發了。

出發前，我們爬上天涯海角村的瞭望臺，面朝大海站立。「不要太貪心，我們慢慢走，最後一定會抵達目的地的。」我心裡如此決定並祈禱。就這樣，我們以統一瞭望臺為終點站，展開高難度的國土縱走之旅。

當時已經有很多團體挑戰過，也有很多大學生將此當作自我鍛鍊的機會。我們出發時在背包上插了一面太極旗，希望能努力不懈地走到盡頭，讓太極旗飛揚在高城的天空中[2]。

第一天抵達康津的時候，我腳底長了水泡，臨時遇到困境。平常沒在走路，突然一天走超過二十公里，對我的雙腳來說確實太勉強了。

走路時真的很不舒服，於是我去看了中醫，接受針灸治療後好好地休息，充完電後再重新出發。白天在大太陽底下走路相當辛苦，所以多半在清晨就早早上路。我們一邊呼吸著清晨的清新空氣，一邊用腳步喚醒農村的田野。

## 踏出一步的勇氣使我們達成目標

在國土縱走之旅期間，我們幾乎住遍了韓國所有類型的旅舍——廉價小旅舍、平價旅館、公民會館、寺廟、祈禱院、民宿等，所有能住的地方幾乎都去過了。幾時還有機會再去拜訪那些地方呢？

傍晚到處找旅舍是我們一天中相當重要的行程之一。如果等天黑才抵達要留宿的地

1 譯註：韓國本島最南方的行政區。

2 譯註：太極旗為韓國國旗，而高城則是南韓最北的行政區，亦是統一瞭望臺的所在地。

區，就會因為各種狀況而吃盡苦頭。摸黑拖著疲憊的雙腳在偏僻的鄉村街道上四處找可留宿的地方，將會加倍辛苦。經歷好幾次這種狀況後，我們終於懂得完善的計畫有多麼重要。

於是我們調整走路時間，好在太陽下山之前抵達市區或村莊。如果當時像現在，靠手機就能導航，想必會容易許多。我們每次都得拿著地圖到處找路。到了晚上就忙著在地圖上標示隔天的行程。就這樣，我們每天平均都走二十公里以上。

在飄著泥土香味的路上，我感受到宛如幼時故鄉的風情。我們也越過許多山坡。我第一次知道世上有這麼多不同的路和獨特的山坡，搭車旅行時，大概沒機會走這樣的路吧？

走路能更清晰地看見道路的模樣，還能鮮明地看見每個地區的特色。

全羅道不管到哪裡用餐都很好吃。實惠的價格加上豐盛的菜餚，走起路來又增添一番趣味；忠清道則是不管去哪裡都有種悠閒和從容的感覺。我們常在路上停下來和人聊天，大家也總是為我們加油。

我們有時會穿梭在忙碌的人群中，幫忙遞吃的；有時會在路邊坐下，跟著大家吃點東西。感覺好像在做連年輕時都沒做過的事。老夫婦坐在嘎嘎作響的耕耘機上露出燦笑的幸福模樣，是我無法忘卻的風景。

站在路上的每一刻我都很喜歡。雖然有時也感到很辛苦，但心情總是很開心。我與同伴在路上常常笑出聲來，那當下經常能感受到微小的幸福，也花很多時間和彼此談論生活需要什麼、人生的價值又是什麼。

我們從全羅南道的海南郡天涯海角村出發，一直走到江原道的統一瞭望臺，約有八百公里。我們總共走了二十三天。中途越過無數的山坡和許多道[3]，直接用腳感受的事物，成了我人生中最有價值的經驗。

即使吃了很多苦，那段回憶對我而言依然是值得珍藏一輩子的美好記憶。路上我們遇到很多人，也將許多美麗的風景收藏於心。因為有那些如同明信片般足以長久留在心中的畫面以及閃耀的瞬間，所以我很幸福。我重新體認到原來這塊土地上有這麼多很棒的地方。

年輕時能走在陽光下，是非常豐盛的祝福。我在旅途中遇到的人大多都想嘗試徒步

3 譯註：道，指韓國的行政區，例如「京畿道」。類似臺灣的縣市。

旅行，卻說自己沒有時間，這樣的人出乎意料的多，讓我很驚訝。我這時才知道，雖然大家都渴望挑戰徒步旅行，卻不是任何人能都能輕易做到。

將心中的念頭化作行動是最困難的事。跨出那一步的勇氣最終使我們達成目標。別人都非常羨慕這份微小的勇氣。因此，我相當以平安完成國土大長征的自己為傲。

抵達統一瞭望臺後，我們眺望著遠山，陶醉在成就感中露出微笑，那瞬間，強烈的感動湧上心頭。什麼時候能再次徒步旅行，踩在這片土地上？

一步一步走過來的時間彷彿一場夢。雖然遭遇許多困難，但我也學到不論處在什麼環境都能自己克服困難的方法。

我在這趟旅程中發現的並不是什麼偉大的道理，真正為日常帶來力量的竟是瑣碎又微小的事物。一無所有也能充分享受，無數的恩賜在我們走路的過程中植入心裡，路上那些極其平凡的瞬間將我的心靈填得滿滿的。那時我體會到，人生中珍貴的事物全都在道路上。

# 因爲走路，才有體力跑馬拉松

所有的道路都在說話。

——羅伯．麥克法蘭（Robert Macfarlane）

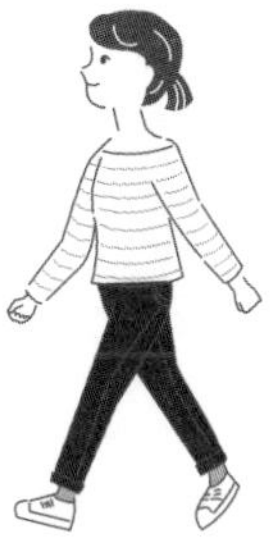

因為每天持續走路，連很遙遠的距離都變得輕鬆了。我也感受到自己的體力越來越好。在某個陽光明媚的午後，我一邊聽著鳥叫聲，一邊慢慢地沿著江邊走路。那時偶然間看到一張宣傳海報，上頭寫著「全國運動會之森林步道馬拉松大會　馬拉松選手李鳳柱[1]與你一起跑」。當下我只是想：「原來是宣傳在森林裡跑馬拉松啊！場地選在森林而不是平地，跑起來應該相當辛苦。」然後就繼續前進。

往前走了幾步後，我忍不住一再回頭，視線停留在海報的文字上。重新仔細一看：

1 譯註：韓國馬拉松選手，以在一九九六年美國亞特蘭大奧運獲得銀牌聞名。

大賽分成五公里、十公里和半程馬拉松三種路線。我雖然不太了解馬拉松，卻很好奇這個比賽為什麼沒有全程馬拉松。

在接下來的路程中，我的腦中想的都是跑步，想到心臟撲通撲通跳著，難以平靜。我忍不住想：「這是什麼狀況？要不要參加呢？我連一百公尺都沒跑過，沒問題嗎？」除了以前學生時期在學校跑步，就沒再認真跑過了，我不禁擔心自己這把年紀是不是還能做到。「萬一參加後出了什麼意外怎麼辦？」這些有的沒的想法不斷冒出來。

雖然還是有很多顧慮，但在回家的路上我已經做出決定。「先參加再說吧！」我想親身體驗馬拉松是什麼樣的運動，也想感受成為跑者是什麼樣的滋味。馬拉松的世界——跑步的人究竟活在什麼樣的世界裡呢？想到這，我的好奇心變得更強烈。

聽說完賽的人可以獲得李鳳柱的簽名，不過比起那個，我更好奇的是現場的氣氛。一旦開始猶豫，決心似乎就會改變，所以我一回到家立刻上網報名。幾天後，T恤和印有號碼的紀念品就寄到家裡了。直到那時我才有真實感，意識到「我要去跑馬拉松了」！

真的報名之後我反而不知道該怎麼準備。距離大會當日雖然剩下一個月，但我還有工作，再加上家事，如果要準備跑馬拉松，時間其實很緊湊。

立下嚴密的計畫後，我決定每天都要跑一個小時。我避開炎熱的白天，選擇傍晚在住家附近的江邊跑步。我連絡幾個好朋友，試圖說服他們一起跑馬拉松。

「姊姊，我要去跑馬拉松，妳要不要跟我一起去？」

「我連走路都很辛苦……更何況是跑步？我沒有自信。」

「嘿，我看到森林步道馬拉松的宣傳海報，你要不要和我一起去參加？」

「我沒有參加過賽跑活動耶……」

「我也是第一次參加馬拉松，練習就好了啊！你不覺得很有趣嗎？」

「我不覺得耶……我最近好不容易才能喘口氣。」

他們果然也和我有一樣的煩惱。最後我只好一個人去跑。

自我訓練第一天，作為試驗，我一邊跑步一邊測量距離和時間。那時還不知道有跑步的手機應用程式，只能在出發時看時間，跑一段距離後再折返。我這樣試著做了幾天，大致上已經可以掌握距離，也訂下跑步的路線。

吃完晚餐，等天色暗了後，我就會出門。隨著汗流浹背地回家的日子漸增，我也開始體會到跑步的趣味。

我都在固定的時間出門跑步，因為每天都跑，逐漸變得從容。雖然是在黑暗中快速奔馳，但連身邊經過的人的手部動作都能看得很清楚。

我還記住經常遇到的人。大家的跑姿都不同，每個人都以自己的方式跑步。跑步的人眼中似乎只看得見跑步的人。

我每兩天會提高一次訓練的強度，當之前跑過的路線變得輕鬆後，就連自己也覺得很欣慰。**對某件事情不太了解的時候，透過反覆的練習來熟悉就是正確答案。**

為期一個月的訓練結束後，終於來到馬拉松大會當天。前一天晚上我既緊張又擔心，結果沒有睡好。不是平地而是森林步道，而且還是我第一次跑馬拉松，我真的有辦法完賽嗎？那座山我常去，知道路況，所以反而更擔心。

我一大清早起床後，先平定心神，接著便開始拉筋。前往舉辦馬拉松的運動場時，一到附近就看見許多身著跑步服裝的人。會場的氣氛簡直就像在舉辦慶典。一般來說，參賽者大概都是兩千人左右，但這天比往常更多，足足有兩千五百人，聽說還有很多人來自外地，住宿了一晚再過來會場。

在密密麻麻的攤位前，有志工正在發食物。光是能參與這種活動，就讓我興奮不已。為了緩解緊張的情緒，我決定四處逛逛。似乎有很多人是跟著同好會或組團過來的，周遭有一些加油看板，他們穿的T恤也繡有名字。

小小的鞭炮聲響起時，大會的序幕也隨之揭開。我實在太興奮、太激動，差點要叫出聲來。大家都在各自的位置上簡單地拉筋暖身。

## 完賽的喜悅，感恩的一天

九點整一到，路線最長的半程馬拉松率先出發。之後每隔十分鐘輪流換十公里、五公里路線的組別出發。

我一邊拉緊鞋帶一邊問身旁的人：

「請問這個紀錄晶片要怎麼使用？」

「噢！貼在這裡就可以了。」

他親切地幫我貼上並說明。這是我第一次參加，所以完全不知道該怎麼做。在一一向旁人詢問的過程中，緊張的情緒也隨之減緩。終於輪到我參加的十公里路線，我跟著出發信號起跑，先繞運動場一圈後，馬上就遇到上坡路。

到處都可以聽到大家的加油聲和辛苦的喘氣聲。山路斜坡較多，比平地還要消耗體力。可能因為困難程度等於是平地的兩倍，所以才沒有全程馬拉松，只有半程馬拉松。

從一開始就要做好心理準備。我突然想起不知在哪個地方看到的「哈哈吼吼呼吸法」，於是便嘗試著做，但實在太累了，連那個方法也沒用。我再也發不出任何聲音。

幾乎沒有平地，一下是上坡路，一下是下坡路，跑起來簡直就像在軌道上迴轉的雲霄飛車。跑了好一陣子後，我心想：「應該有五公里了吧？」結果一看告示牌，上面寫的卻是兩公里，強度果然不同。尤其上坡路太過狹窄，大家只好列隊跑步。看起來就像是來到健走大會一樣，大家在森林裡狹窄的上坡路上並肩走路。

經過兩次補給站，終於看見折返點的那一刻，我心裡鬆了一口氣：「現在只剩下回去的路了！」然而，持續出現的上坡路使我稍感茫然。無法在這裡放棄，也沒有別的解決方案，只能默默地繼續跑下去。因為我不是受人指使，而是自己決定要參加的。

現在似乎有點懂為什麼拿馬拉松來比喻人生。「原來一旦站到路上，就只能接受眼前的這條路並持續走下去啊！」我喘氣跑步的同時還獲得這樣的體會。

我繞過折返點後開始往下跑，那時才清楚看見路況。剛剛跑得太專心，沒能掌握到自己跑得怎麼樣，現在看見還有很多人跟在後面，才稍微感到安心。

大家都按照自己的速度在跑。變得比較從容後，才看見大家的表情。沒想到各式各樣的人都在跑步！還有體重比較重，感覺連走路都很吃力的人，也正喘著氣在跑步。

大家是為了什麼才這麼辛苦地跑步呢？想必每個人的理由都不同。不過想跑完的目標都是一致的。我回想所有和「路」有關的歌曲，一邊哼唱一邊跑步。終於稍微恢復力量了。

雖然左腳腳趾頭長出水泡不太舒服，但我還是繼續跑步。到下坡路時，小腹突然一陣抽痛。我用右手捏著小腹，忍住疼痛繼續跑下去。看到我有異狀的工作人員靠過來問：

「那個……請問妳還好嗎？不要勉強，用走的也可以。」

「啊，知道了……感覺還好……我先繼續跑跑看。」

雖然很感謝他關心我，但我不能停下來。疼痛感持續不斷，不過還可以慢慢跑。我看到終點線時非常激動，心想：「終於到了！我辦到了！」

貼在運動鞋上的晶片測量了跑步的紀錄。當我越過終點線，想坐在草地上休息時，傳來了通知紀錄結果的簡訊。「一個小時十分鐘！」這是我第一次跑馬拉松，本來想「能完賽就好」，沒想到連紀錄都很不錯。

我在網路上看到兩名年輕女生跑完十公里要花一個小時三十分鐘時，心想能取得那樣的成績就很好了，後來還放下貪念，想著只要能跑完就好。不過，最後卻取得很理想的成績，我真以自己為榮。

我激動得一時說不出話來，站在原地愣了一會兒後，才接過零食坐在草地上。我放鬆疲憊的雙腿，短暫休息後，再次提起精神，專注地看向跑過終點線的人。

過了許久，跑半程馬拉松的人也回來了。他們的體力到底有多好呢？雖然都是陌生的面孔，但看著看著，我心裡不禁也一陣發熱，真心地為他們加油。我觀察周圍，到處都能見到大家恭喜彼此完賽。似乎沒有什麼人是像我這樣獨自來參加。

完賽的喜悅讓我整天都飄飄然地在感動之中度過。朋友的祝賀訊息從早到晚持續傳來。為了準備馬拉松而在一個月當中持續跑步的那些時間，終究沒有白費。

這一次的經驗真的很驚人。從那天之後，當我覺得辛苦時，偶爾會去跑步。奇怪的是，連疲憊到幾乎走不動的瞬間，只要跑個十分鐘就會產生力量。在汗水流下的同時，我忘卻了疲勞和壓力。這一切都是託走路的福。如果沒有開始走路，想必我根本沒辦法挑戰跑步。

# 挑戰攀登嶺南阿爾卑斯九峰[1]

走路的人總在摸索內心的道路。

——大衛・勒・布雷頓（David Le Breton）

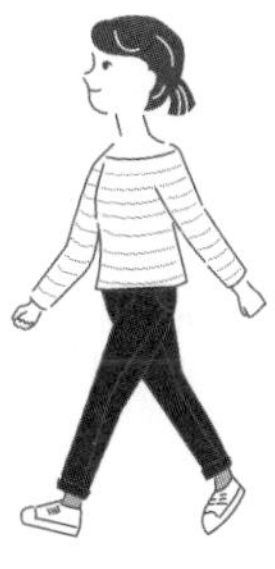

看似很快就會消退的新冠肺炎疫情持續了許久，我以為過一段時間就會恢復正常生活，然而狀況卻遠超乎預期，變得越來越嚴重。待在家裡的時間比預期得更長，外出和聚會也不再自由。我知道再也無法回到以前的生活了，有點懷念過去平凡的日常。因為成天待在家而感到辛苦的人，開始與他人分享各自緩解憂鬱的方法，試圖為日常帶來一些改變。

1 譯註：位於韓國東南部，靠近蔚山和慶尚道。為有「朝鮮半島脊梁」之稱的「白頭大幹」餘脈，於嶺南一帶形成聳立的九座巨大山峰，海拔皆為一千公尺左右。

有些人開始做料理、種植物或是畫畫，還有人學針織、十字繡或讀書，大家的興趣都變得很多元。也有越來越多人在家裡待不住，於是戴上口罩獨自去登山。我聽說透過登山維持身體健康、累積經驗的人日益增加。

不過更有趣的是，年輕人完全改變了登山文化。登山再也不是年長者交友的管道或是辦活動專屬的運動，現在已經變成一種為了健康而鍛鍊自己的方式。

年輕人的新潮登山時尚在社群媒體間流傳開來，不同風格的服裝相繼登場。經常能看到在運動緊身褲上套上長襪，或是穿著短褲登山的人。

這是以前爬山時難以想像的景象。他們身著時下流行的帥氣服裝，自信滿滿地站在山頂拍照。那些照片吸引許多人的目光，也成了大家想登山的動機之一，疫情期間常會看到有人遊覽名山，或參加國立公園集章活動時拍下的紀念照。

即使時局如此，大家還是走出家門，以各自喜愛的運動來維持身體健康。我一邊思索有沒有能讓走路變得更有趣的活動，一邊在網路上東翻西找。

某天，偶然看見的一張照片打動我。那是看起來年紀比我稍長的女性上傳的照片。她掛著登頂紀念獎牌，照片標題為「嶺南阿爾卑斯山九峰」，我看了不禁眼睛一亮。

她為了爬上那座山，究竟投入了多少時間呢？那不曉得從何而來的自信感和光采，讓我驚訝不已。

雖然不認識她，但她看起來相當與眾不同。真羨慕她過人的體力。「我也好想試試看」的想法短暫地閃過腦中。不過，憑我的體力哪有辦法爬上那麼高的山呢？那是她才有可能做到的吧？她鐵定從以前就經常爬山，大概還參加過登山社。

後來連續幾天，我不論是在走路還是在吃飯，都一直想起那張照片。要怎麼樣才能稍微體驗「登頂之人」的喜悅呢？在忙碌的日常中，光是突然想起登頂的模樣，我的心情就會變得很好。

## 規劃登山活動將平凡的日常變得特別

嶺南竟然也有阿爾卑斯山，那裡究竟是什麼樣的地方？我突然對那女子登頂照中的嶺南阿爾卑斯九峰相當好奇，連著好幾天都在搜尋相關資料。

嶺南阿爾卑斯的驚人山勢和美麗風景足以媲美歐洲的阿爾卑斯山，因而得名。海拔一千公尺以上的九座山，橫越了五個城市。面積約兩百五十五平方公里，一到秋天，每座山頂的黃金芒草平原上總能看見隨風搖擺的芒花，其夢幻程度難以言喻。全國各地都有登山客鍾情於它的美，因此嶺南阿爾卑斯的登山人潮年年不間斷，甚至獲得漢江[2]以南最美風景的盛譽。壯麗景觀中還可見通度寺、雲門寺、石南寺、表忠寺等知名古蹟，保有許多歷史悠久的景點，因此也被視為修身養性的好去處。

嶺南阿爾卑斯主要由蔚山的蔚州郡負責管轄，並由慶州市、密陽市、梁山市和清道郡等五個地方政府一起推動九峰登頂認證活動。為獲取登頂認證，登山客需繳納以各個山頂告示牌為背景拍攝的照片。從最初登記日起兩年內，若完成海拔一千公尺以上的九座山峰登頂，就能獲頒證書和紀念獎牌。

聽說這是為了促進登山文化、增加民眾登山動機才規劃的活動。對於不想再因為疫情而繼續呆坐在家裡的人來說，無疑是另一種全新的樂趣。

我猶豫著是否要嘗試。苦惱了幾天後，決定要挑戰。主要是出於「年紀比我大的人都做到了，不管是什麼樣的地方，我都去看看吧！」的心理。走在空氣好的安靜山路上，不僅有益身體健康，還能獲得認證，感覺似乎不錯。下定決心後，邀誰同行又是另一個問題了。

孩子出門上學後，早晨時光便安靜了下來。我打電話問候朋友，順便提一下嶺南阿爾卑斯：「有座山叫做嶺南阿爾卑斯，高度有點高。最近光是待在家裡很悶吧？我們要不要一起去散散心？」得到的回答卻是：「有點高的山？我連住家附近的山都爬得很累耶……」於是我又打給另一個朋友：

「妳不是喜歡爬山嗎？有座山叫嶺南阿爾卑斯，妳要不要和我一起去爬爬看？」

「最近幾乎都沒運動，體力已經見底了。光是待在家裡滾來滾去，我都變成狂長肉的豬了。」

那天早上詢問好幾位朋友，但大家的反應都差不多。沒有能一起去登山的人。大家的原因都一樣，有許多沒辦法去的理由和藉口。

我不是無法理解他們的立場。如果是我，應該也很難爽快地答應。大家都因為疫情的關係身心相當疲憊，似乎失去了想做些什麼的勇氣和意志。我懂他們的恐懼，但我不能一直這樣下去。只要稍微動一下就能產生活力，但是大家都怕累，我覺得很可惜。

「難道我只能自己去嗎？」我幾乎要死心時，還是再打了一通電話。我不抱持任何期待，只打算跟對方分享這個資訊。我花了許多時間說明完嶺南阿爾卑斯是什麼樣的地方，正打算掛掉電話時，沒想到那個姊姊竟然說：「剛好最近兒子去當兵後家裡變得很

2 譯註：位於韓國首都首爾市中心的河川。

冷清……沒什麼有趣的事情，實在很鬱悶，我們一起去吧！」我雖然沒表現出來，實際上卻高興到差點大叫。

那位姊姊超過五十五歲，年紀比我大了許多，但我們很聊得來，興趣也很相似，所以相處起來就像朋友一樣。她很久以前參加過登山社，是位活力充沛的姊姊。姊姊意料之外的同意讓我得到力量，我覺得她會是很棒的同伴。

都還沒有挑戰，我就已經開始想像登頂的模樣，甚至有一種很快就能挑戰成功的預感。沒想到我會被一張照片深深打動，因而決心要登上嶺南阿爾卑斯。

住家附近的後山向來有許多運動的人潮，所以我早就習慣獨自前往。不過，若要獨自登上嶺南阿爾卑斯這種高山，我其實沒什麼自信，覺得很茫然。因此，真的迫切需要能在漫長旅程中同行的夥伴。

「一起去吧」這句話真的讓我心懷感激，而且還是由心意相通的人提出的。

在準備的過程中我總是興奮不已。這種情緒在日常生活中又有多少機會能感受到呢？期待的心情讓平凡的日常也變得特別。我滿心期待與喜歡的朋友一起走過美麗的風景、登山山頂的那一天，絲毫沒注意到時間的流逝。

# 爬山如同人生，在學習中成長

走路是最棒的運動。務必養成走遠路的習慣。

——湯瑪斯．傑佛遜（Thomas Jefferson）

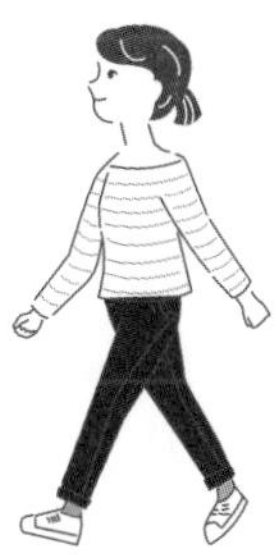

爬嶺南阿爾卑斯的前一天晚上我沒睡好，似乎就連考試前一天都沒有這麼緊張過。我就像出門郊遊的小孩一樣，興奮得腦中容不下其他的事。雖然有點累，還好身體狀況並不糟。嶺南阿爾卑斯九峰大部分的山都只距離我家一個小時的車程，這是多麼令人感謝的事。

九座山有各自的特色，而且都美到能長存在記憶中。其中又以我登的第一座山，靈鷲山，特別讓人難忘。

登山安全第一，我們考慮彼此的身體狀態，盡可能慢慢地走。

坐在溪邊的長椅上喝咖啡時，味道真的非常香甜，同行的姊姊說以後絕對忘不了在這裡喝的咖啡，甚至還稱之為「人生中最美味的咖啡」。我們吃了堅果補充體力，勤奮地繼續往上爬時開始下雨。第一次挑戰登山，沒想到竟然遇到下雨，這下更加難忘了。

爬到中間段時，看見彷彿在喜馬拉雅山才能見到的那種山屋。被景色迷住的我們，決定在原地稍作休息。我們花了三個小時左右才爬到山頂，那裡的風勢大到連站著都有困難，我們勉強把身體撐直才好不容易拍好登頂照片。

其實同行的姊姊從未想過要走完嶺南阿爾卑斯九峰，也沒有想要取得登頂認證，單純只是想走出家門爬個山而已。這天她與我同行，也只是基於「出門走走看吧」的心理。因此，我們決定先爬到山頂再決定究竟要走多遠。稍微脫離颳風的區域後，我問她：

「現在已經爬到山頂了，之後要怎麼安排？應該就從這裡直接下山吧？」

「不曉得什麼時候還能再來，我們沿著稜線走到神佛嶺吧！」

我以為姊姊會想在安靜的地方稍事休息後就下山。她出乎意料的回答嚇了我一跳。或許是因為許久沒登山了，加上她心情很好、體能狀況也不錯，於是才欣然向我提議。

好不容易才登上一座山，一天之內竟然要挑戰兩座山，我被她的勇氣和挑戰的精神打動了。當時如果我們意見不合就不會繼續，只能選擇下山。幸好我們的想法一致。

我們在連接兩座山的稜線找位置坐下來吃午餐。當跨坐在石頭上後，才清楚看見周遭的環境。一條飯卷和一碗杯麵，雖然簡單的午餐相當美味，但眼前展開的風景更讓我們感動到熱淚盈眶。

沒想到竟然能親眼看見只有在照片和明信片上看過的風景。真不敢相信我是靠著自己的雙腿，一步一腳印，扎實地走到這裡的。我默默地下定決心：「往後要多多欣賞這些美麗的景色。」

我們從靈鷲山出發，越過稜線後走到神佛嶺，大約花了一個半小時。抵達後在神佛嶺的觀景平臺休息了好一陣子，才沿著原路走回靈鷲山。現在只要一路往下走就好，所以我們達成共識，決定慢慢下山，不要太著急。

五點二十分左右我們從靈鷲山山頂出發，慢慢地往下走。才走沒多久，天色馬上就開始轉暗。剛超過六點時，已經暗到看不到眼前的樹木。我們完全看不見地面，不曉得路在哪裡，周遭已經一片漆黑，甚至連路標都看不清楚。

而且因為拍照拍得太盡興，手機在山頂時已經耗盡電力，我們也沒有攜帶手電筒。原本只打算爬一座山就回去，所以事先什麼都沒有準備，等於是在毫無預備的狀況下，做出魯莽的決定。

我走在前面，一邊用登山杖摸索道路，一邊敲打石頭發出聲響，而姊姊則在後面聽著聲音跟著走下來。月光大多被樹林遮住，沒能照亮我們前方的路，本來只要走三十分鐘就能抵達，現在卻得在看不清路面的狀況下，花一個多小時倚靠登山杖下山。

跟在後面的姊姊好幾次在凹陷處踩空。我們只能憑感覺行走，所以必須全神貫注在周遭傳來的聲音。前方真的連一點路都看不見，我突然體悟到盲人的心情或許就是如此，為了在漆黑的世界活下來，究竟需要多少的耐力和努力？

「原來唯有傾聽內在的聲音，相信自己，才有辦法走下去啊！要專注於目標，不然就會覺得一切都是障礙。」

在那短暫的瞬間，我產生了這樣的想法。等我們安全下山回到出發地點時，已經是晚上七點半了。

我們太過激動，還站在原地聊了好一陣子。姊姊說：「我們竟然爬了兩座山，真是太驚人了！如果自己一個人爬，這樣的成果連想都不敢想，因為我們結伴同行才能做到。謝謝妳。」

這是第一次爬嶺南阿爾卑斯山，我們什麼都沒準備就魯莽地上山。然而，也是因為這大膽的挑戰，才能收穫豐富。

這天走了九個半小時，至少有三萬五千步以上。我重新體驗到，原來人能在山上走這麼多路。雖然過程有些辛苦，但因為有人同行，所以走得很愉快。

姊姊回到家後，在小腿貼了超過二十片痠痛貼布才入睡。我也是累倒在床上，卻笑了出來。這天寫下了值得和別人分享的美麗回憶，幸福的感覺溢於言表。走過一次後，也知道往後需要什麼、該準備些什麼，而且還擬定了一套屬於我們的規則。

就算在包包裡裝了很多美味的點心，也會因為忙著走路而沒時間吃，所以只要帶一些補充能量的食物，盡可能減輕背包的重量。另外，不要太貪心，慢慢走就好。還有，山上很快就會天黑，所以出發時要先想好什麼時候下山。最後，一定要攜帶登山杖，它能分散身體重量、幫忙節省力氣。

這些都是我們一邊走一邊透過身體習得的知識，所以異常寶貴。

## 登山過程帶來的收穫

從那天之後，一天爬兩座山就不再那麼困難。文福山和高獻山中間隔了一條馬路，坐落在兩側。因此，其特點在於登山時並非延著稜線走到相接的山嶺，而是要分別登上兩座山。若是以前，我根本不可能在一天內同時爬兩座山。雖然因為坡度陡峭，走起來比平常更喘，但與第一次登山相比，根本不算什麼。

登頂時可以看見很多人在拍認證照時都用雙手比出山形。有些山頂拍照的隊伍特別長，需要等很久。登神佛嶺時，我渾身顫抖地用四肢撐地，爬過名為恐龍稜線的岩峰山脊。若沒有其他人幫忙，有嚴重懼高症的我大概無法安全通行。

世界上真的有很多絕對沒辦法憑一己之力走過的路。有經驗的人細心地給予指導，帶給我無窮的力量。

曾在綜藝節目中被介紹過的肝月嶺更廣為人知，步道規劃得相當完整。由於走起來較輕鬆，就算不是特地來登山，也有很多家庭會來健行。在楓葉正紅的秋季，還能看見人猶如行軍隊伍般蜂擁而入的神奇場景。從另一頭下來的人潮也絡繹不絕，還有些人在傍晚為了看日落而往山上走。一整天人潮都不曾間斷。大家的歡笑聲從四處傳來，而且無一不忙著拍照。在風勢暫歇的肝月嶺和芒草平原，連接至山頂的那條道路美得像一幅畫，真的永生難忘。

嶺南阿爾卑斯的登頂挑戰在一個月內結束了。愉快的過程讓我每每想起時都覺得意猶未盡。我很喜歡彷彿出遊般，在出發前準備好東西，心中充滿期待的那些時刻。託登頂挑戰的福，那個十月滿滿都是登山的回憶。每次看月曆時，都在想什麼時候要爬完所有的山而忙著調整行程，早上醒來睜開眼睛後腦中滿滿都是登山，一心想著要達成的目標，一個月很快就過去了。

雖然平常要做的事情堆積如山，但我把那些全都丟著，只專注在挑戰登山這件事情上。別人打電話給我時，我總是在山上。為了鍛鍊體力，我連平日都在爬住家附近的山。

爬山時若光是想著「什麼時候才能爬到那裡」，過程中就不會有樂趣。重要的是在路上欣賞風景、感受山上的空氣和自然風的吹拂。比起登上山頂、達成目標，更應該要享受走向目的地的過程。

只要能在天氣晴朗的時候，坐在山頂遙望美麗的風景，就是人生一大樂事。並不是因為登頂，而是因為自己經歷辛苦的過程，現在踩在這塊土地上，本身就是值得感謝的事。這讓我放下了貪念。一步一步前進時，映入眼簾的風景帶來滿滿的小確幸。因為有那些美好的瞬間，我才能繼續往上爬。

只要想到嶺南阿爾卑斯九座山的名稱，眼前就會自動浮現沿著登山步道往上延伸的道路。即使我已經爬完全程，後來又為了幫挑戰登頂的友人打氣而一起去過好幾次。

本來以為那些是我這輩子都不會去爬的山，但現在卻爬了又爬，甚至到了能清楚回憶起登山路線的境界，我真的很幸運。偶爾朋友會問我：「九座山中哪一座最輕鬆？」每次聽到這問題，我都會回答：「每座山都不輕鬆。」

爬山如同我們的人生旅程，總在慢慢地學習後逐漸成長。就像每個人的人生都不一樣，而且也都不簡單。每座山都有各自的山勢，辛苦的山也不會只留下辛苦，會由其他更有價值的事物填滿。

我在過程中也重新體會了「若想走遠，就和他人一起走吧」這句話的涵義。行走坡度陡峭的困難山路時，與誰同行變得相當重要，這是因為在長途旅程中，與你同行的人會在很多方面影響那次爬山之旅。

尤其為了在黑暗中安全行走，彼此的節奏必須能搭配。要跟能帶來力量、相處愉快的人一起走，這樣即使走在困難的路上，還是能笑得出來。因此，與足以信任的人、喜歡的人一起行動深具意義。

在忙碌的日常中真的很難挪出時間爬山，總是會出現妨礙我的事情。雖然我時常猶豫，但還是選擇接受挑戰。如果懷疑自己是否能做到而計較東計較西，就什麼都做不到。關鍵在於妥善梳理每天變化無常的內心。要將在一天中分岔無數次的想法匯聚到一處，妥善地調節好才行，因為生活可能會在一瞬間就無情地崩塌。

「該如何生活呢？」在爬山的過程中，我經常思考生活的意義，也學到很多有價值的事物。幸好我挑戰了！

# 沖繩徒步旅行的體會

哲學的第一位導師就是我們的雙腳。

——盧梭（Jean-Jacques Rousseau）

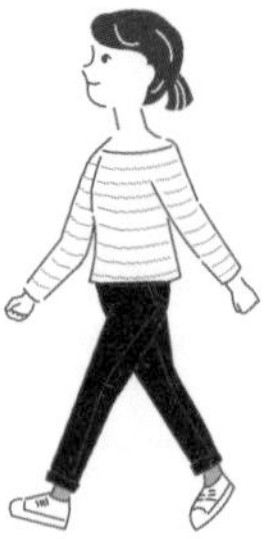

二〇一九年夏天，我很幸運地獲得超過一個月的空閒時間。去哪裡都好，我很想去旅遊。反正待在家裡還是得忍耐酷暑，感覺只會增加發牢騷的時間。

考慮各種狀況時，無法出門的理由更多。即使如此，我想出遊的欲望依然很強烈。這個機會恐怕今生不會再有，我懇切期盼能度過一個特別的夏天。

正在煩惱要去哪裡時，突然想再去一次沖繩。我想起一年前和孩子一起去那裡旅遊的美好回憶。就去那裡好了，這次要不要嘗試與眾不同的旅行呢？我想在一整個月當中深入地探索沖繩。

這次應該能擺脫那種被時間追趕、忙著跑景點的旅遊方式了。我心想：「要不要試試慢節奏的徒步旅行？就像平常走路那樣，去那邊也專心走路吧！」於是我決定到沖繩來場漫步旅行，並將旅行的目的訂為「徹底休息、勤勞走路、與人互動」。

我想充實地度過一個月的時間，所以到處搜尋飯店或出租別墅以外的住宿地點。在出發的前幾個月經過一番努力後，最終找到了一間韓國教會。我寫信洽詢住宿細項，他們說還有很多客房，而且也提供長期住宿，我當然就預訂了。

竟然能一整個月都待在沖繩，這不是做夢吧？

酷暑發威的某一天，我帶著孩子登上飛往沖繩的飛機。有東方夏威夷之稱的沖繩，天空和大海都帶著異國風情。

當我們懷著興奮之情和滿腔期待預備入境，卻在審查時被攔了下來。由於停留期間超過一個月，再加上帶著兩個小孩，所以遭海關質疑是來非法就業的。除此之外，韓國教會的電話號碼也沒有填寫清楚，導致狀況變得更糟。

結果我們被困在像濟州島機場那樣小型的機場內，等了一個小時以上。海關打電話確認之後，我們才好不容易從那裡脫身。

真是從第一天就用激烈的方式來歡迎我們啊！下了公車後，我們拉著沉甸甸的行李箱，避開炙熱的陽光，在陰影下走了三公里左右。我們踏著緩慢的步伐猶如散步般在巷弄之間穿梭，趁機熟悉從公車站前往韓國教會的道路。

距離其實很近，如果不是拖著行李，大約走二十分鐘就會到，但我們卻走了一個小時，才安全抵達韓國教會。在院子放下行李時，有種「終於到了啊」的真實感。就這樣，「一個月的沖繩生活」正式開始。

雖然每天的行程都很單純，但只要能走路我就很開心。所謂走路的天堂大概就是指這裡吧！既鄰近海邊，又有涼風吹拂，完全具備走路的最佳條件。一到早上，我就在巷子裡漫步，走遍韓國教會附近那一帶。每天我都會先繞一圈步道，再從其他路折返回來。

我在陌生的地方持續走個不停後，腦中繪製了一張新的地圖。我無意間掌握到哪裡有自動販賣機，而且還知道哪部販賣機商品的價格比較貴，哪部賣的比較便宜。

我一邊以充滿好奇的目光欣賞這一帶的景色，一邊走過附近的小路，這種感覺真的很棒。我用全身感受早晨清新的空氣，有時會一邊聽音樂或是新聞廣播節目。

沖繩的正午時分相當炎熱，很難在戶外活動。所以大部分的人都會從一大早開始一天的行程。早上七點已經有許多店家開門營業，店家的工作人員也非常忙碌。早上走路時經常能看見聚集在運動場或草坪上的人群。一開始我對這種人群在早晨時分聚集的模樣感到陌生，但每天散步下來，我開始感受到他們的勤奮，也覺得那景象既熟悉又親切。

另外，我穿梭在巷弄中時，還會仔細探訪隱藏在其中的美食店。不是在書上或網路上看到，而是我自己在走路時發現的餐廳，所以更為可靠。走路回來後，把那些地點標示在地圖上也別有一番趣味。

我會一邊散步一邊紀錄專屬於我的景點，然後在每個週末訂下路線去步行。即使搭車前往，也會先在附近走走路。這樣才能明確知道自己人在哪裡，以後回想時也才會更鮮明。

白天天氣熱很難在戶外走路時，我吃完午餐後都會帶著包包到附近的咖啡廳，趁空檔讀讀書、整理資料，度過悠閒的時光。不再是旅客，而是能像個生活在當地的人，完整地享受緩緩流逝的時間。對此，我心裡充滿了感謝。

## 唯有親自感受過的才會刻在心中

沖繩的優點我能說上一整天。從韓國教會往外走十五分鐘左右，就能看見一片大海。不管住在哪裡，只要稍微走一下就能看見海，真的是沖繩極大的魅力之一。

如果開車沿著長長的國道奔馳好一段路，然後在日落時分停在海岸邊，就能看見令人著迷的夢幻晚霞。那段時間只要人在海邊，就能看見最棒的風景。出神地望著太陽下山時，整天的疲勞彷彿都消失不見了。除此之外，我在沖繩的日子比以往更常仰望天空。

看著超現實的美麗雲朵時，我的心裡總是悸動不已。雲朵的造型怎麼能這麼多變呢？視線中雲層的位置很低，似乎只要一伸手就能碰到，不論何時只要看到雲，心情就會很好。我走路時也經常看到彩虹，停下來靜靜望著那景色的瞬間真的非常棒。

在沖繩不論到哪裡都可以遇見在跑步的人。只要到戶外，就會看見有人在路上或海邊各處跑步。

某天我在跑步時向經過身旁的人詢問前往海邊的路線，得到指引，跟他道謝後就分開了，不過後來又在跑離海邊的岔路上遇到他，我們便短暫地一邊聊天一邊並肩跑步。

跑得氣喘吁吁時和日本人用英文對話的感覺真的很奇妙。交換跑步資訊的同時，關係也變得親近，所以連續幾天都一起跑步。

某天我們約好一起跑步，卻因為颱風侵襲而下起大雨。我在當地的下班時刻，車潮緩慢前進的狀況下前往約定地點，心裡詫異：「該不會連這種天氣都要跑步吧？」

那瞬間我不禁懷疑自己的眼睛——怎麼會有那麼多人在路邊和海邊跑步？即使天氣惡劣，那裡的景象還是和往常沒有什麼不同，著實讓我嚇了一跳。我擔心衣服和鞋子會淋溼，但朋友反而擔心撐著傘的我。

「妳那樣很危險，不要撐傘。這種天氣就是要一邊淋雨一邊跑。」

「你說要淋著這種雨跑步？手機和鞋子怎麼辦？」

「現在有風，妳撐傘更難跑。乾脆直接跑比較好。」

「但我沒辦法忍受手機和衣服變溼耶……」

明明正下著暴雨，朋友竟然要我別撐傘直接跑。這種天氣光是要出門就很困難，但大家卻在這裡邊淋雨邊跑步。難道這裡的雨跟別的地方不同嗎？

我擔心手機會淋溼，於是用塑膠袋將手機仔細包起來，然後收起雨傘。鞋子既然都已經溼了，索性就整個脫掉，光著腳跑步。見到這樣的我，朋友猶如看到瘋子般，說：

「就算這樣，光腳也不太好吧？」我到現在還忘不了朋友擔心的神情。

我們在雨中看著彼此笑個不停。稍微有點發瘋時，沒什麼特別的事也覺得很開心。我有時很懷念那個不分年紀和國籍，忘卻所有工作，一起在雨中跑步的時光。

唯有以自己的雙腳走過、親自感受過的才會長久刻在心中。就算只是短暫停留，如果想體驗特別的旅行，就一定要走路。

比起觀光景點，我大多都是在城市裡走動，所以看見形形色色的人和他們生活的模樣，並得以將那些走路時才能看見的景色收藏在心中。即使不是什麼特別的地方，還是因為雙腳親自走過而變得很特別。

徒步旅行是人生中必須擁有的經驗，透過走路獲得的體會全然屬於自己。颱風造成班機延誤，於是我又多留了幾天，總共在沖繩待了三十六天。這是我和孩子結伴的旅行中，時間最長的一次。我們在那裡享受美食、勤勞地走路、充分地休息，結果時間很快就過去了。心中的不捨遠超過以往。

我想在沖繩旅行中最有價值的禮物，大概就是在那裡認識的人吧。總是想再跟他們見面，好奇他們的近況，因為有許多共同的回憶而又更加想念。託他們的福，沖繩不再是個普通的觀光景點，變成了很特別的地方。

# 在濟州島的美好回憶

所謂的走路，就是在尋找自己的道路。
也是用最優雅的方式來排遣時光。

——大衛・勒・布雷頓

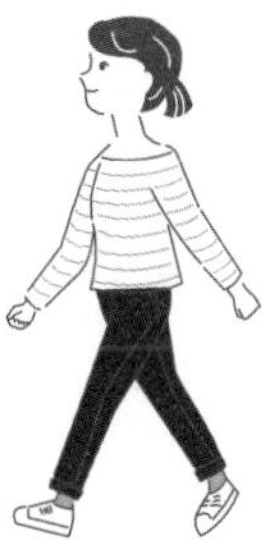

我很想度過一個特別的夏天。新冠肺炎讓人心力交瘁，我強烈期盼能安靜地休息。但是，疫情盛行之下，無法想去哪裡就去哪裡，能旅行的地方相當有限。不曉得未來的局勢會如何，經濟上也不是那麼寬裕。「在這種狀況下去旅行好嗎？去玩一趟回來，會不會對日常生活帶來不便？」種種困難的理由和無止境的擔心讓我心煩意亂。

我拿出紙張試著擬定旅行計畫。逐一寫出來後，明白該如何規劃旅行期間的生活，原本茫然的思緒也逐漸清晰了起來。「這一年的夏天不會再來，能陪伴孩子的時刻只有現在，無論如何還是趁有空時去旅行吧！」我最後得出這樣的結論。

訂好機票後，我在預訂住宿時遇到困難，選了幾十間旅宿列成清單，投入一整天的時間，連午餐都沒吃，最後終於預約了一家價格便宜的住處，一切都決定好後才感到放心。這次的旅行對疲於應付遠距課程的孩子來說，應該會成為很棒的經歷。

之前引頸期盼的「濟州生活」，終於要透過這次機會實現了啊！等待也轉為期待。

從機場出發約十分鐘後，我們抵達住宿的地點，在二樓放下行李。這裡離海邊很近，還附帶庭院，方便玩耍。老闆娘聲音溫柔且待人友善。住宿環境和老闆娘的服務態度都讓我很滿意。

除非有特別的事情，不然我每天的行程都差不多，並沒有因為是觀光景點就過得和平常不同。我清晨起床後，都會讀《聖經》，並以讀書展開一天的生活。確認當天的行程後，在七點鐘開始準備早餐。我每天都煮飯和孩子一起吃，他們平常都吃得很簡單，像這樣坐在餐桌上和他們邊聊天邊吃飯的時間真的很愉快。

我們會在十點左右出門，前往公車站。等待公車的同時，我會確認行程和動線，一天大概輕鬆地拜訪一、兩個景點，然後在外面逛一整天，通常晚上九點左右返回。孩子會將當天拜訪的景點畫在素描本裡。

最重要的就是持續寫日記，這是為了將在這裡發生的事情好好珍藏起來。我們會在睡前圍坐成一圈，一起寫日記為一天收尾。我會在日記上寫下當天的事情、感受以及應該反省的部分，而且為了不忘記餐廳資訊、公車路線和重要的約會，我都會立刻寫在日記本裡。整理完照片、確認好隔天行程，並寫完日記後，才會上床睡覺。

我們在濟州島旅行的主題是「公車慢活旅行」。平常一個月連一次公車都沒搭過，但在這裡至少搭了一百次以上，感覺好像把好幾年份的公車都搭完了。託勤勞搭車的福，濟州島西部地區和市中心的環境，我已經相當熟悉了。

公車旅行和一般旅行的性質本來就不一樣。從住宿地點附近，到途經的地點，再到目的地，整個區域的景點我們都走遍了，自然而然就知道支線公車和幹線公車跑的景點分別是哪些。除了走去公車站的路上看到的風景，以及坐在公車上看到的周遭景色，我還化身為巷弄探險家，積極地熟悉當地的道路。

我們一天通常會走一萬步到一萬五千步左右。如果走超過一萬五千步，就會直接累倒。平常走那麼多路也很辛苦，更何況我們還要抵抗烈日，轉乘好幾趟公車，疲憊程度更勝以往。連大人都累了，孩子卻沒有抱怨，而是緊跟在後，這讓我心裡充滿了感謝。

還記得某天在攀登住宿地點附近的道頭峰時，明明地勢就不高，當時感到身體異常疲憊。此外，在那邊看到飛機起落的風景特別讓人印象深刻。

後來我們轉乘好幾趟公車，好不容易才抵達民俗五日市場[1]，在那裡買了許多小菜和水果。因為東西太重，回程本來還想搭計程車，結果大步走了一段路後還是搭上公車，又走了好長一段路才回到住宿地點。

那天下午實在太熱又太累，才下午三點我們就累得睡著了。稍晚再度出去後，又為了騎馬，費心找到賽馬公園，抵達時才知道那裡已經閉園了，只好拖著疲憊的身軀移動到中文[2]那一帶。在那裡吃的義大利麵美味到讓我們忘卻疲勞，帶給我們忘不了的幸福時光。我們甚至還開心到覺得這天就是為了吃這個才跑來這裡的。

帶來的書幾乎都讀完了，於是我們到耽羅圖書館申請會員證。可以像到住家附近的圖書館借書那樣，便利地使用當地的圖書館，真的很棒。孩子拿著書，爭論誰要借更多的書。

「媽媽怎麼借那麼多書？不公平！」

「因為我讀得比你們多啊！」

吐露不滿的孩子一聽到這句話就安靜了。最後我們達成協議，我借三本，孩子各借一本。之後為了還書又去了好幾次圖書館，而那附近的咖啡廳一直到我們離開濟州的那天，都是我們的最佳休憩處。

某天我們很想看電影，於是就搭配電影上映的時間，跑到電影院。孩子笑得很大聲，說電影非常有趣。這樣轉乘好幾次公車，在烈陽下氣喘如牛地走路就值得了。

## 滿溢幸福的親子時光

城山日出峰和住宿地點在相反方向，所以得搭兩個小時的公車前往。我們一路上忍住飢餓、忍住不上廁所，好不容易才抵達目的地。抵達後，就在景色美麗的地方享用午餐。我在售票處前陷入短暫的苦惱，門票確實很貴，但主要是天氣實在太熱了。左側是免費的散步步道，右側是要購票才能通行的路線，這讓我更猶豫不決了。那

1 譯註：每隔五天才出來擺攤的傳統市場，同時也結合大眾商圈，吸引眾多購物人潮。
2 譯註：濟州島的行政區域，在一九七八年規劃成國際觀光園區，吸引許多遊客前往。

時身旁的兒子說了一句話：

「媽媽，以後不知道什麼時候能再來，當然要進去啊！」

「喔……對！雖然有點熱，但我們還是走走看吧！」

聽到那句話後我馬上就買了門票，然後氣喘吁吁地往上爬。有時孩子說的話是對的。

雖然來了濟州島好幾次，卻一次都不曾爬上城山日出峰的山頂。煩惱「什麼時候會再來？」的時候，直接把票買下去才是正確的選擇。因為孩子提起勇氣抛出的一句話，我正汗流浹背地登上山丘，猶如在進行自我修煉的人一樣。

艱辛地爬到頂端後，在那裡看見泛著綠光的壯觀海浪。縱使光是站著就熱到不行，但爬上來一看還是被風景給震懾住，幾乎忘了爬上來的辛苦。特別的是，我們甚至在城山日出峰附近的廣峙其海邊體驗了騎馬。

我們幾乎每天都會去海水浴場玩水，每次都會帶一大袋行李搭上公車，包含游泳圈、草蓆、零食、冰水和泳衣。麻煩歸麻煩，但如果不是現在，大概沒有別的機會能每兩天就去玩一次水。

光是待著不動就渾身都是汗的盛夏，對孩子來說，還有比玩水更讓人興奮的事嗎？想到這點，我們就更勤勞地跑去海水浴場。

陽光炙熱的午後，我和孩子追著海浪跑。坐在陽傘下一邊看著孩子玩水一邊讀書的時光，真的既幸福又美好。在海灘上閱讀時，配上美麗的濟州海景，沒有什麼比這段時光更值得羨慕的了。

此次旅行還欣賞到許多「人」景。我和住在濟州島的大學學姊見了面，這可是足足時隔二十年的相聚！某次偶然聽說她住在濟州，便事前跟她聯絡並相約見面。我們都成了兩個孩子的媽，見面打完招呼後馬上就聊開，彷彿昨天才見過似的完全不生疏。

我們在涯月邑的漢潭海岸步道上與強風、雨水奮鬥一番後，好不容易坐下來享用海鮮拉麵，這回憶會長存在心中。每次來這家店時總是遇到食材用光，或是因為強風而關店休息，都還沒有機會品嘗這裡的拉麵。我們點完餐後，剛好遇到下午一點關店休息的時間，運氣真的很好。

在雨水和強風不斷襲擊的涯月，我們花上半天的時間都說不完這二十年累積下來的故事，以至於到了分別時刻依然依依不捨。人生中什麼時候才能再次享受這種相聚的祝福？在旅行中與友人見面的經驗，感覺總是很新鮮。

有一天我們改變行程而臨時走進某間餐廳，結果竟然在那裡遇到孩子的同學和同學的爸爸。剛好他們旁邊還剩下一張桌子，於是我們便並排坐了下來，乍看之下簡直就像一起出來旅行的一家人。

我們曾在寺水山丘遇到一對老夫婦。他們分享了自己的旅行故事，並讚許我在炎熱的天氣帶著孩子進行有意義的活動，給予我許多鼓勵，還稱讚孩子乖巧懂事，讓他們開心不已。老夫婦毫不吝嗇地跟我們分享自己沖泡的天惠香橘子汁[3]，託冰果汁的福，下山的路輕鬆許多。

我們去了三次東門市場。每次去的時候都會想到用便宜的價格把豬腳和生魚片賣給我們的大嬸和奶奶。那裡的人潮明明很多，她們怎麼有辦法記住我們呢？第二次去的時候，她們先開心地跟我們打招呼，第三次去的時候也有認出我們，還問：「你們還沒走嗎？」我深深為海螯蝦著迷，在住宿處開了好幾次海鮮派對。

我們聽到傳聞而登門拜訪某家炒碼麵店，那裡的老闆也在我們第二次去時開心地跟我們打招呼。當時明明正是忙碌的時間，老闆還因為兒子想吃的排骨炒碼麵賣完，另外招待我們炸醬醬料、白飯和乾烹雞，之後甚至趁空檔過來桌前詢問還有沒有需要什麼服務，如此暖心的舉動，讓這家店成為我們難忘的餐廳。

我們走出店面和老闆一起拍照時，我心頭不禁一陣熱。生意好的店就是這麼不一樣嗎？感覺我往後也不會忘記老闆暖心的服務和親切無比的微笑。

盛夏很快就過去了，拖著行李箱抵達濟州島的那瞬間依然記憶猶新。回家的前一天，我們打包好行李後就跑到咖啡廳去，在那裡一起回顧這段旅程。

我們事先沒有擬定什麼特別的計畫，只是盡全力消化每一天的行程，期盼能好好度過這個夏天罷了。然而，我們卻收穫滿滿。原本不抱期待，反而有種被填滿的感覺。

最重要的是，透過這次旅行，我認識到自己是什麼樣的人。因為這不是短途旅行，而是長途旅行，日常的習慣也延續到旅行中。那時我才弄懂了自己：「原來我是喜歡早起閱讀、寫字的人啊！」

要抽空將所見所聞記下來，心裡才會覺得舒坦。能這樣每天回顧自己、整理思緒，我覺得很幸福。

3 譯註：天惠香為濟州島的橘子品種名。

在濟州島的最後一天早上，住宿地點的老闆娘親自送我們到機場。我想起這段日子與她累積的情感，還有那些難忘的對話。當時我正在煩惱是否要叫計程車，然而在那忙碌的早晨她卻說要送我們到機場，這份感謝之情真的難以言喻。

下了車，我好不容易從後車廂把三個大行李箱拿出來後，跟孩子一起拍了紀念照。老闆娘轉身離去時，我們仍然依依不捨地看著車子駛離，直到再也看不見為止。

當時腦中浮現老闆娘歡迎我們隨時再來的那句話，之後再來濟州島時，又多了一個想去的地方。

每個人旅行的方式都不同。雖然狀況有些辛苦，但我還是做了想做的事情。我的心態是：「總會有辦法吧！」縱然生活沒有正確答案，但只要稍微提起勇氣，接下來無論如何總能實現。

好好邁出第一步

# 走路讓平凡的生活發生變化

- 登山慶典和健走大會為枯燥的日常增添活力。
- 光腳走路是最高境界，因為創造能完全投入走路的時刻。
- 二十三天的國土大長征，當時每天走二十公里，總長八百公里。
- 跑完十公里馬拉松的喜悅讓我變成「跑步的人」。
- 往上爬了又爬，走完嶺南阿爾卑斯九峰。
- 走路的力量讓本來很平凡的沖繩旅行變得很特別。
- 與孩子一起度過喜悅滿溢、幸福不斷的一個月濟州生活。

第三章

# 身體變健康，想做的事也變多

以自己的速度和舒適的步伐走路是最輕鬆的，
因為我了解適合自己的環境和路線，
走路時不會覺得勉強，
也因此掌握了人生的主導權。

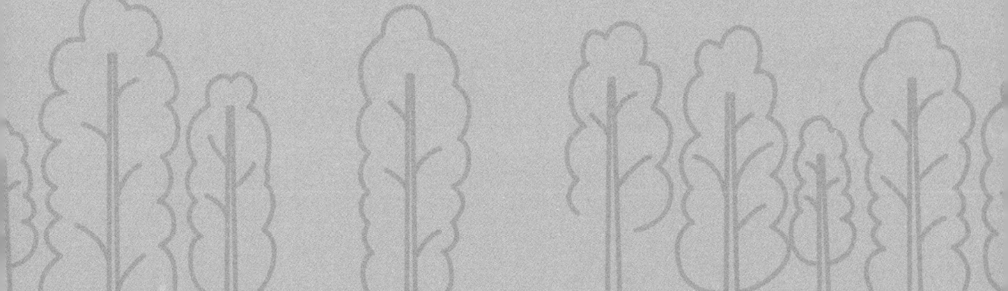

# 走路是萬靈丹

所謂的愛就是一起走路，就是不跑遠也不在後方逗留，
而是以平靜的內心一起走路。

——龍惠園（용혜원）

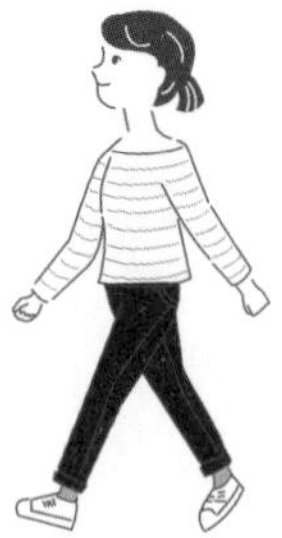

出門稍微走點路就會知道，有許多人正在走路。疫情造成居家時間變長後，戴著口罩到江邊或公園走路的人變得更多了。有很多使用走路應用軟體紀錄步數並共享的聚會，走多少就優惠多少的活動也日益增加。

在對走路產生興趣之前，我的活動範圍相當有限，在那範圍內看見的東西就是我生活的全部，但只要去走路，就會看到人群。看到那些人之後，我變得更想走路，所以我必須去大家走路的地方。

回溯以前的歷史，會發現人類從很久以前就開始走路了。我開始好奇人為什麼那麼

努力走路。

亞歷山大・利夫（Alexander Leaf）博士環遊世界並研究長壽的人。其研究結果顯示，長壽的人大部分都有走路的習慣。活得長久、健康又幸福的最佳方式就是走路。光是走路就能維持身體健康。

有很多美國名人都是這樣。

甘迺迪總統的母親平常並沒有做什麼特別的運動，不過她每天都走四到五公里，持續維持身體健康，一直活到超過九十歲。美國第三十三屆總統杜魯門有個稱號為「走路的總統」，他每天都會走一個小時。艾森豪總統透過走路治癒了心臟病，而羅斯福總統則治好了氣喘。

他們全都透過走路治好了疾病。

提到「走路」，就會想到博納・奧利維（Bernard Ollivier），他是透過走路治癒自己的代表性人物。他之前是法國記者，六十歲退休後放棄安穩的生活，背上背包就出門走路。他帶起一股徒步旅行的風潮，韓國許多小路、步道和各種道路的開發也是他的功勞。從法國里昂到土耳其伊斯坦堡長三千公里的路程，他花了兩年用雙腳走完。另外又花了四年，從土耳其出發，經過伊朗、庫德斯坦、撒馬爾罕沙漠，最後抵達中國西安，走了一萬一千公里，橫越絲綢之路。

他老老實實地以自己的雙腳走路，完全沒使用任何運輸工具。他的著作《長征》提到以下內容：

「自殺未遂後，我萌生離開巴黎的念頭。我在三個月內走了一千三百公里，沉浸在走路的喜悅中。我每天都走二十公里，讓我感覺身體逐漸變年輕。明明三週前還在尋死，三週後卻陶醉於走路的喜悅。那時我心想，所謂的人類就是為了走路而誕生的動物。我體會到如果身體取得平衡，精神也能獲得平衡。」

走路果然是萬靈丹。藥物也無法解決的疾病，走路卻能治癒。基於這意義，用雙腳走過大地這件事已經超越神奇的境界。

即使上了年紀，只要體力夠好，還是能完成許多事，他用走過的距離證明了這點。我完全能感受到他對走路的熱忱，以及他必須走路的理由。

許多人走路都有特別的目的或意圖。有些人基於宗教因素踏上朝聖之路，或是去徒步旅行。走路的行為可說是一種運用全身來祈禱的方式。所以印度教徒會一邊沿著恆河走路一邊向神朝拜。亨利・梭羅則為了欣賞喜歡的樹木而踏上朝聖的旅程。

還有因生活感到疲憊的人，為了在精神和肉體上感受喜悅而開始徒步旅行，然後透過旅行的時光重獲活力和力量再返回生活。

## 企業領袖在走路時發想富有創意的點子

哲學家大部分都是愛走路的人。他們經常一邊思考一邊走路。康德以在固定的時間出門散步聞名，每天一到下午三點三十分就會出門散步。他每天都在同個時間，以同樣的速度行走同一個路線。聽說大家都看著康德的行動來對時。盧梭在《懺悔錄》提到：「我只在走路時才能專注於冥想。步伐停下來時，想法也會停下來。我的內心總是與我的雙腿一起運作。」

走路時冥想，然後再用文字表達心中所想，這就是他們的日常。

走路牽動思緒，自然會有構想浮現。是因為清新的空氣能淨化內心嗎？平常坐在書桌前想破頭都冒不出來的念頭，偶爾會在走路時突然浮現。

雙腿是肌肉特別多的部位，雙腿活動時，會對肌肉造成影響。這時大腦的血流量會增加，感覺和神經跟著活絡，使大腦活化。

因此，富有創意的點子大多是在走路時產生的。

走路不只有益健康，還能提升工作成果。取得世界性成功的富翁中，也有許多人擁有散步的習慣，散步是他們共同的例行公事。許多國際級的領袖還會一邊走路一邊開會。

臉書的創辦人馬克．祖克柏（Mark Zuckerberg）在挑選人才時，會和對方一起到總公司後山散步，一邊走路一邊對話。史蒂夫．賈伯斯要和初次見面的人對話時，也會邀對方一起散步。

氣氛尷尬不知道要講什麼時，就得走路；需要有創意、具生產性的構想時，就得走路。對他們而言，明智的決策並非來自桌前，而是來自一邊散步一邊對話或開會的時候。

我平常喜歡獨自走路。不過我很欣賞領導者藉由散步與人面對面聊天的哲學，所以也跟著嘗試。

如果有久違的朋友遠道而來，或是有人拜訪我居住的城市，我就會帶他們去逛位於郊區的景點。我會一邊介紹景點，一邊打破久未聯繫造成的生疏，自然而然地開始對話。

觀賞著周遭景色並排走路的時候，尷尬的感覺會消失，內心會變得平靜。那時不需要費力思考要講什麼，走在大自然中本身就帶給人滿足。而且一起走路的時間和回憶也會化為禮物留下來。自此之後，比起坐在咖啡廳聊天，我更喜歡邊走邊聊天。

走路時可以認識到對方是什麼樣的人。哪怕只是短暫的時間，跟個性不合的人一起走路時，腳步十分沉重。相反的，跟喜歡的人一起走時，感覺就會變得更好，所以要和喜歡的人一起走路才行。光是在附近安靜地一起走路，那次見面就會變得很特別。

# 克服失眠，克服憂鬱

走路是人類最棒的良藥。

——希波克拉底（Hippocrates）

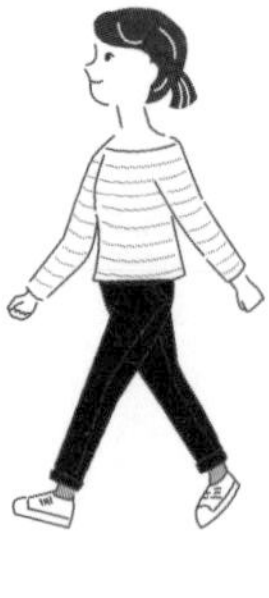

為了健康，最重要的就是睡眠。正如「睡眠就是補藥」這句俗話，光是睡覺睡得好，就能解決很多問題。然而，卻有許多人為失眠所苦。

談到睡眠，不僅是睡得不夠，還有許多人睡得不好。睡很久並不一定好，有時候睡太久反而會覺得累，最重要的是，要適量地睡品質好的覺。

那麼適量的睡眠時間是多長呢？睡眠學者建議，為解除大腦的疲勞，一天最少要睡滿六個小時，而且即使晚睡，起床時間最好還是維持一致，這樣睡眠週期才能盡快恢復到原本的狀態。

如果起床時間變得不規律，身體就需要花很久的時間才能恢復，為了維持一天的生理節奏，需要養成規律的睡眠習慣，必須定下自己的睡眠規則並確實執行。午覺大約在午餐後睡二十分鐘就差不多了，這能幫助你更靈活地推進下午的行程。

忙碌的現代人總是睡不夠、很疲憊。尤其是家中小孩還小的人更是如此。小孩睡覺時，自己沒有睡意；小孩醒著時，自己反而很睏。即使睡著了也像是沒有睡到一樣。

小孩只要吃得飽、玩得開心、睡得好就夠了。真羨慕孩子單純的生活。

我早上起床時經常因為沒睡好而感到辛苦。一睜開眼睛就會說：「我昨天沒睡好。」猶如口頭禪一般。什麼時候才能盡情地睡覺？好好睡一覺就是我的願望。我希望能睡得很好，甚至能在起床時覺得神清氣爽。即使還不到熟睡的程度也沒關係，難道沒有一覺到天亮的方法嗎？

躺在床上準備睡覺時，總是很清醒，好不容易睡著後，半夜經常醒過來。晚上沒睡好，一整天都無精打采、沒有力氣。這樣的生活反覆不斷後，我便憂鬱了起來。

去精神科看診時，醫生常問睡眠品質如何。睡眠對生活的影響不僅限於身體，對精神也有極大的影響。為了健康，一定要睡得好、睡得香甜、睡得很熟才行。

如何才能好好睡覺成為我最重要的課題。

若想熟睡，有許多方法。像是減少攝取咖啡因、適當地運動、不在睡前使用智慧型手機或平板電腦等。事實上，幫助睡眠的方法和資訊多到滿出來，我知道的已經夠多了，然而，實際上就是不順利。

我為了睡個好覺，嘗試各種方法。平常很喜歡的咖啡也定下時間，一天只喝兩杯，到了傍晚就不再喝，還在睡前把智慧型手機放在客廳後才回房睡覺。

我為了打造出適合睡眠的環境用盡全力，但還是經常在半夜醒來。總是要翻來覆去許久才有辦法再度入睡，實在備感煎熬。我切身體驗到睡個好覺比想像得還困難。

我仔細推敲原因，發現是錯誤的生活習慣導致的。我陷入惡性循環裡，晚上總是因為白天的壓力和各種思緒而難以入睡。

為了找回被破壞得亂七八糟的生理節奏，讓生活帶來改變，我需要某種東西。在睡前如果動很多、變得很累，是不是自然而然就會產生睡意？不過我為此做的運動並沒有帶來什麼幫助。然而，我在走路的過程中逐漸改變。我主要會在早上或白天去走步道或巷弄，在陽光下走路心情真的很好，內心寧靜下來，呼吸也變得平順。走森林步道時，身心靈更為安定，療癒效果相當驚人。

吃完晚餐，做完家事後，我就開始一直打哈欠。白天那樣走路，到了晚上疲憊感就無法壓抑。躺到床上時，我都沒力氣想別的，睡意就不斷襲來，只覺得很睏。身體的能量在白天走路、活動的時候已經充分用盡了。

這時候，就算旁邊有人跟我搭話，我也聽不到。前幾個月我幾乎每天都走到一萬步，持續這麼做之後，入睡變得容易許多，甚至一躺平就馬上睡著，不禁懷疑自己何時失眠過了。

白天努力活動、盡可能多走路，活動身體帶來的疲勞幫助我進入深沉的睡眠，我很難不馬上就睡著。如果生活習慣反過來，晚上充滿活力，就會很難睡著。

直到養成走路的習慣之前，都要多多走路。這麼一來，到了睡覺時間，不管誰跟你說了什麼，你都會很想睡。就算還有事要做也會覺得煩。只會想放下手中的一切，先睡覺再說。

## 走路時適度曬太陽對身體有益

走路時會分泌被稱為「幸福荷爾蒙」的血清素，是一種會讓人心情變好的物質，通常是在人的本能被滿足時生成的。腳踩著地走路時，更容易促進血清素分泌，然後化作幫助睡眠的荷爾蒙——褪黑激素——的材料。如果在白天走路，就會自然生成在晚上需要的褪黑激素，所以盡量在白天走路比較好。

陽光擁有治癒許多事物的力量。足夠的日曬能幫助人體自然合成維生素D。維生素D能調節血液中鈣和磷的含量。若缺乏維生素D，有可能造成慢性疲勞。

根據研究顯示，十九歲以上的成人體內維生素D的含量低於標準值。而現在的小孩大都在室內活動，所以缺乏維生素D的現象也很常見。若缺乏調節鈣的維生素D，將會妨礙成長，免疫力也會下降，容易罹患各種疾病。

生活忙碌時，很難透過飲食攝取充分的維生素D，因此，透過日曬的紫外線幫助維生素D的生成，從各方面來看都是很好的選擇。

失眠患者每年都在增加，還有人為了治療失眠而服用褪黑激素，甚至有許多人服用安眠藥，結果因為藥效太強而危害身體健康。睡不著時開始依賴藥物，連治療都遇到瓶頸。若想戰勝失眠，建議大家實踐兩件事：

一、每天一次，在戶外走三十分鐘以上。

二、一天曬三十分鐘以上的太陽。

只要走路，不用靠藥物也能治好失眠。我想走路最大的效果或許就是治療失眠。

聽說每天走三十分鐘對血液循環系統有正向的影響，腦中風的發生率會減少三分之一，最近還有研究指出，走路能有效抑制糖尿病。規律的走路習慣還能降低部分癌症的發病率，持續走路或運動的人，罹患乳癌和大腸癌的機率很低。

為了預防癌症，每天至少要走三十分鐘以上，如果沒有時間，養成飯後散步十分鐘的習慣也很好，只要反覆許多次，還是會有幫助。還有研究報告指出，走路三十分鐘確實能減輕憂鬱症的症狀，憂鬱症其實就是「腦內缺乏血清素或正腎上腺素的現象」，走路能提高這些荷爾蒙的數值，藉由走路擺脫憂鬱症的案例無數。只要在大自然或森林裡走一個小時以上，就能克服憂鬱症。

我走著走著，憂鬱症真的因為幸福荷爾蒙的生成而消失不見，只要出門走個五分鐘，想法就會改變。比起走路時流下的汗水和付出的努力，最後的成效更為顯著。

要經常在陽光下走路才行。努力走下去，自然而然就會遠離憂鬱症，憂鬱症根本沒有空隙能擠進來，無精打采、沒有力氣的感覺也會消失不見。任誰都能挑戰的走路，是最天然的抗憂鬱症藥物，生活的滿意度當然也會跟著提升。

# 現在才知道走路的好處

散步是一天的主要行程也是冒險。

——亨利・梭羅

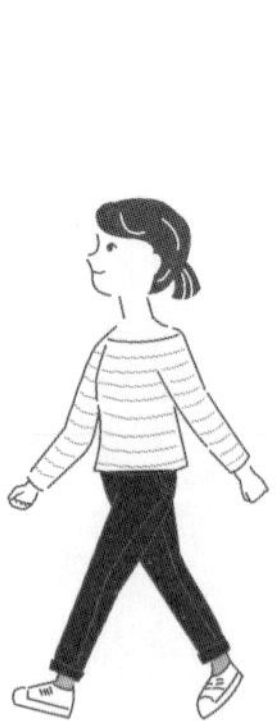

走路是會動到全身的運動。走路的時候會活動到六百塊以上的肌肉，和兩百根以上的骨頭。走路時，不僅動到腳，全身也都跟著一起動，會使用到所有的肌肉和身體器官，消耗能量並使身體發熱，這過程能改善身體器官的機能，有效預防老化。

持續走路在外貌與情緒上都能帶來許多改變，同時也能穩固基本體力，產生活力。人變得更有活力後，整個人都會神采奕奕，甚至還會忘記自己的年齡。

與坐著的時間相比，我們走路的時間實在嚴重不足，因此造成許多問題。無論如何，身體都要活動才行。

身體活動時，大腦運作也會變得活絡，全身的器官都會跟著活化，只要走路，就能感受到這樣的效果。在有氧運動中，會活動到全身的最基本運動就是走路。如果持續走路，心肺功能就會變好，基礎體能也會提升，除此之外，還可以增強認知能力，因為走路時，供給到大腦的氧氣、營養素和血液的量都會增加。

走路能防止大腦萎縮及記憶力退化，還能有效預防失智。根據研究顯示，每天至少走三十分鐘的人與沒走路的人相比，罹患失智症的機率減少百分之四十四。

走路能促進血液循環、預防心臟疾病，並增加免疫力，還能提高呼吸效率、改善高血脂和高血壓，增進心肺功能。另外，走路能維持骨質密度，增加腿部和腰部的肌肉量，走到後來，骨頭和肌肉會變得結實有力，尤其是大腿。骨頭和肌肉如果變結實，就能減輕關節的負擔，走得長久。

平常不太走路的人一爬樓梯就會感受到差異，馬上知道自己的體力大概到哪種程度，即使只爬一點點階梯，也會氣喘吁吁。

爬樓梯是代表性的有氧運動之一，據說和登山有一樣的效果，如果能爬三十層樓梯，就能挑戰喜馬拉雅山健行。即使不到那種程度，如果能毫無負擔地爬樓梯，感覺還是很好。

開始走路後，最重要的是身體變健康了。我從學生時代起就長期飽受鼻炎之苦。尤其到了季節轉換的春天和秋天，症狀總會加劇，連續幾天都會像得了感冒一樣不舒服。日常生活也很辛苦，通常沒辦法在人多的地方停留太久。我向來對灰塵很敏感，在家裡打掃時也一定要戴著口罩。

鼻炎發作時，經常會流鼻水、打噴嚏，所以外出都得隨身攜帶衛生紙。攤開書本低頭閱讀時，就會流下清澈的鼻水，簡直就是水龍頭。嗅覺也變得不靈敏，身體更是疲憊不堪，有時只能整天躺著，什麼事都做不了。我一心只想早日擺脫這種痛苦，但即使服用別人建議的藥物，還是很難解決問題。

不過，我持續走路後，鼻炎的症狀好轉了許多。印象中每天開始走路後，幾乎就沒再去耳鼻喉科報到了，連換季的時候都沒什麼特別的症狀，跟以前比起來輕微許多，現在去人多的地方也沒事了。

有句話說「走路就能活，躺著就會死」，越是不舒服，越要走路。託走路的福，現在進行戶外活動時輕鬆許多，走著走著，自然就忘了鼻炎的存在。

走路的同時還能進行正念療法[1]。我們整天都生活在噪音中。從早上出門的那一刻起就會聽見汽車的聲音、網路新聞和電視的聲音以及人的聲音等，導致內心變得很混亂。在噪音充斥的城市裡，沒有從容的時刻。

走路提供能脫離吵雜世界的機會。走路時聽見的聲音和噪音不同，比起外部的聲音，更會專注於自己內心的聲音。走路時能安靜地面對自己。如果注意自己的呼吸，慢慢地走，就能專注於當下，各種擔心和憂慮會一點一滴地遠離自己，能感覺到心裡糾結的問題、不安和恐懼都沉澱下來。尤其走路還能減少壓力、不安感和憂鬱症狀，有益於精神健康。壓力很大或是生氣時，只要多走點路，那種情緒就會消失不見，因為走路時分泌的荷爾蒙能穩定身心。正念使我得到度過日常生活的力量。

## 單憑走路就能充分找回生活的元氣

只要走路，生活就會變得很單純，更專注於生活最基本的行為，也就是吃得好、睡

1 譯註：英文為Mindfulness，此概念最早源於佛法，但目前已和心理學及精神醫學等領域結合，廣泛運用於治療、鍛鍊心智。所謂的正念，是指「全心專注在當下的環境及身心的狀態，並隨時關照、重整內心」。

得好。走路會刺激食慾。如果走很多路，自然而然就會肚子餓。活動雙腳、觀察新事物時，大腦會忙著思考，大小腸的活動也會變得活躍而改善消化機能，不管菜單內容是什麼，都會心懷感激地吃下肚。

有時我甚至會懷疑，不曉得自己是為了走路而吃，還是為了吃而走路。努力走路、好好吃飯，自然就會產生睡意。好好睡個覺後，又會開始肚子餓。

沒想到上了年紀還能像個孩子一樣食慾這麼好。

即使不怎麼動，時間一到還是會覺得餓。因為沒有滿足這種基本的生理需求，才導致許多問題發生。如果刻意想解決日常生活中發生的問題，反而會覺得很頭痛，時機到了才能解決的事情，現在勉強去想，也不會有什麼改變。只要去走路，內心就會變得從容，就算問題或煩惱沒有解決，心裡也會輕鬆許多。光是這樣我就很滿足了。

**我透過走路學到人生中很重要的東西——忠於基本、單純的日常。雜亂的想法在走路的過程中自然而然會理出頭緒。日常變單純後，生活就產生活力，連心情都變好了。**

走路是提升生活品質最好的方法。雙腳踩著地面走路的時間，完全是我個人的時間。那時可以與我自己對話、回顧生活並轉換想法。**想法變正向後，就想以更有意義的**

**事情來填滿時間，而且還得到力量，能憑自己的意志生活，不必倚靠他人。**

如果自己選擇要走的路，就不用搭配別人的速度、和他人競爭。以自己的速度和舒適的步伐走路是最輕鬆的，因為我了解適合自己的環境和路線，走路時不會覺得勉強，也因此掌握了人生的主導權。

**透過走路掌握生活主導權的人，具有不同的生活態度。不論什麼事都充滿自信、積極參與的人，大部分都有走路習慣。**

透過走路嘗試改變並尋找新的機會，生活品質一定會有所改變。

# 通往幸福的捷徑就在這裡

真正偉大的所有構想都來自走路。

——尼采（Friedrich Nietzsche）

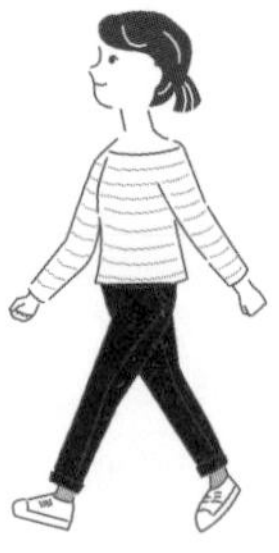

我忘了「幸福」這個詞彙。幸福離我很遠。它屬於坐在咖啡廳喝下午茶聊天的人，屬於經濟上或心理上寬裕的人。

有句話說：「並非因為幸福才笑，而是笑了才幸福。」但不管我再怎麼笑，現實依舊沒有改變，幸福也只是暫時的。笑著假裝幸福、假裝什麼事都沒有，反而更辛苦。

我為了改變生活找遍各種方法，最後乾脆出門走路，結果是走路改變了我的日常。走路時看見的風景，賜予我之前從未感受過的幸福。走路讓我更了解自己居住的城市，了解後便發掘與以往不同的樂趣。

一邊用雙腳走路一邊觀察經過的人，一條又一條地發掘新路線，並認識住家附近的小巷弄，這些都很有趣。我沒時間感到無聊，就連看著周遭的景色發呆也變成一種趣味。

在觀察景色、嗅聞香氣而發出讚嘆的同時，心情也會跟著好轉。不僅好奇心增加，感性細胞似乎也逐漸活絡起來。專注於那些平常沒看過的事物時，有種快樂加倍的感覺。

如果沒有特別努力尋求變化，每天過起來都一樣。工作累了，就會為了充電把錢花光，或是出門旅行、享受美食、買喜歡的衣服等。這些行為能帶來短暫的喜悅。如果留下照片，往後看了就能回憶，想起來的時候也會感到幸福。然而，那種喜悅並不持久，沒辦法讓生活變快樂。

為了獲得身體和內心的寧靜，究竟需要什麼呢？倘若花越多錢，內心就能充越多電，並且維持越久，該有多好？只要在忙碌的行程中挪出時間稍微走點路，那份喜悅就能維持很久，可以盡情享受持續的喜悅，而不是僅止一次的經歷。

我們真正需要的不是短暫的療癒，而是能每天從生活中提煉出來的喜悅。那份喜悅不需花錢也能充分得到，比錢更重要的是健康。

我們總在生活中管理許多東西，管理人脈、管理時間、管理健康等。這當中哪一個最重要？我要先維持健康，其他東西才可能成立。走路時能一併管理其他次要的事物，走路讓我明白對我而言真正重要的人，也幫助我思考，知道該如何使用時間，在走路的過程中能體會到真正重要的是什麼。

要好好度過名為今天的時間，才能迎接明天。這個當下都無法品味了，又怎麼會有下一個階段？這瞬間如果不幸福，明天也是一樣，因為日常沒有例外。狀況會重演，想法也不會改變，要為了改變而努力才行。走路這行為本身就能得到充分的回報，穿上運動鞋出門，只要稍微活動一下，就會有舒暢的感覺。

人生猶如變化無常的天氣般難以預測，活得長久並不一定幸福。即使活著，若沒意義的時間更多，那活著就和被囚禁沒有兩樣；即使上了年紀、身體老化，若能從自己做的事情中感受到成就感和意義，就是幸福的人生。

幸福來自於行動，所以人要不斷活動才行，沒有人一出生就是幸福的。幸福也是一種習慣，如果沒有為了養成幸福的習慣而努力不懈，是無法變幸福的。要養成許多有益於獲得幸福的習慣才行，也有必要讓孩子從小就養成好的習慣。

為此，我必須先成為幸福的人。媽媽如果先成為幸福的人，那份力量就會傳遞給孩子。幸福是會傳染的，沒有刻意努力是無法獲得幸福的。

我刻意地讓孩子多講好話、多使用正向的詞彙。其實我因為家裡的狀況，在經濟上和心理上都相當辛苦且疲憊。那時我看見了一段安慰內心的話語：

「如果無法改變狀況，就只能改變我自己。誰都無法奪走自由，面對所處環境的態度和生活方式是由自己決定的。」

維克多．弗蘭克（Viktor Emil Frankl）強調生活態度及意義的重要。他是位奧地利出身的精神科醫生，同時也是心理學家。他即使身處奧斯威辛集中營那種絕望的環境，還是克服了試煉，帶給許多人靈感。想到我的現況比他還要好時，便生出了一些勇氣。我如同唸咒語般，每天默念這句話好幾次。

幫助人改變的並非經驗，關鍵在於你如何接受並消化那些經驗。人生的發展取決於你以什麼樣的角度看待發生在眼前的事情。無法改變環境時，只要改變你看待環境的角度就好。

我努力養成改變想法而變得幸福的好習慣。幸福並非別人口中的遙遠概念，其實是因為太靠近了才沒有發現。

要在生活中多多累積微小幸福的經驗，那是在當下全力以赴就能獲得的，那些瞬間獲得的微小幸福能讓我們變成幸福的人。我在為了養成好習慣而努力的過程中，體會到人生的樂趣來自於瑣碎的小事。

## 享受微小幸福的方法

幸福不是喜悅的強度，而是喜悅的頻率，暫時享受的喜悅並非全部。「所謂的幸福，就是經常感受到微不足道的快樂。」我對這句話很有共鳴。

幸福的人不是強烈感受到幸福的人，而是經常感到幸福的人。經常感受到微小的快樂，這就是幸福的祕訣。比起龐大的快樂，更重要的是製造許多微小的快樂，那些微小的快樂會成為推動日常的力量，成為能好好做某件事的原動力。

雖然我很清楚這點，實踐起來卻很困難，在日常中尋找幸福並不容易。我從清晨開始一天的生活，行程非常單純。移動的距離、拜訪的地方也沒什麼變化。去的地方總是一樣，做的事情也差不多，我規律地度過看似很無聊的生活。

朋友偶爾會問我，這樣的生活到底哪裡有趣？對購物沒興趣，也不常與人聚會，究竟是從哪裡尋找樂趣？然而，我經常在單純的日常中感受到喜悅。我在生活中一邊走路一邊感受到許多微小的喜悅。我每天都出門走路，連一天都不漏。

走路完美扮演了引導日常生活的角色，所以我會克服惡劣的天氣和身體的疲倦，盡可能出門走路。我的人生短到沒時間因為憂鬱而導致自己的心生病。因此，我拒絕憂鬱，決心要過得幸福，並為了實現那樣的生活而付出努力。

走路時我會思考關於自己的事情，並花心思將那瞬間的感受紀錄下來。我經常藉由這個過程檢視自己都在什麼時候感到幸福。

我思索自己做什麼事情時會感到喜悅和滿足。當我讀書並紀錄想法時，當我一個人看電影時，當我去陌生的地方旅行時，就能感受到那種感覺。我努力多多製造那樣的時刻，讓自己成為一個經常感受到幸福的人。

如果養成這樣的習慣，從臉上就能看出來。我經常聽別人說：「妳看起來很幸福。」若有人問我：「妳幸福嗎？」我一定會毫不遲疑且充滿自信地說：「對啊，我很幸福。」因為我正專注地享受每個當下的喜悅。

這一切都是從走路開始的。每天過得幸福的方法其實很簡單，就算是小事也表達感謝，並且經常發掘喜悅的瞬間。基於這層意義，走路是通往幸福的捷徑。藉由走路，能最快地體驗到並享受幸福。

人生會隨著生活的方式改變，因此，既然活著，就應該要活得快樂。即使不是什麼大不了的事，在每個當下還是因為小事而感到滿足和快樂，這就是最棒的生活。要怎麼度過上天如禮物般恩賜的每一天，都取決於各人的心志。

愛因斯坦說：「人生要過下去只有兩個方法。一個是覺得一切都不是奇蹟，另一個是覺得一切都是奇蹟。」

如同這句話所說的，我們將每個瞬間都看作奇蹟吧！

如果以這樣的決心看待世界，就會發現所有事情都很神奇。每天的生活都是奇蹟、都是祝福、都充滿感謝，所有幸福的日常中都能看見感謝的蹤影。走路後，我的生活中發生了更多值得感謝的事。

出門走路，不逗留於特定的空間，能喚醒所有的感覺。即使天氣惡劣，我還是心存感謝，後來連空氣新鮮都成了讓我感謝的事，我的想法變得很正向。

我在為一天收尾的時候，稍微花些時間寫感謝日記，那時湧上心頭的喜悅和平安是用言語無法表達的。

不知不覺中，感謝的習慣已經融入體內。光是看見清潔阿姨走路的步伐，我也能得到力量。小孩子的笑聲、路人的微笑、一道陽光還有偶然聽見的音樂，這全部都讓我覺得感謝。部落格好友撰寫的文章讓我獲得勇氣而想要挑戰，就連獨自一人吃的午餐都能帶給我無限的快樂。

生而為人彷彿在地球上旅行，在這期間，我能感受到種種的快樂，真的是很幸福的人。隨著我心裡怎麼想，世上可能變成天堂，也可能變成地獄。選擇權都在我身上。

需費心打造天堂才行。我所想的內容會完全化作我自己。我帶著這樣的內心度過每一刻，感受到心裡充滿了平安和幸福。

變得平靜的內心再加上正面的想法，自然而然就產生了動力。雖然不知道我體內有多少能量，但希望我能毫不保留地全都用盡。

世上有很多我想做的事情，不曉得什麼時候我才能全都做完。如果在經濟上有足夠的條件能成為助力，我將會感激不盡，但就算沒有也沒關係。即使以緩慢的節奏，花上許多時間，我還是會想盡辦法慢慢地逐一達成。

聽說人生的趣味不在於擁有多少、處於什麼位置，比起那些，更是在於「你從多少東西中解放出來而獲得自由」。

生活的樂趣產生於走路的時候。如果能經常體驗那份樂趣，就能從所有欲望中解放出來而獲得自由。很多時候我都覺得，光是出門走路就能感到幸福，哪還需要其他東西。讓我們都成為透過走路了解慢活人生的樂趣，進而經常感到幸福的人吧！

# 每天走路的理由

走路是周遊世界的方法，也是遊覽內心的方法。

——雷貝嘉・索尼特（Rebecca Solnit）

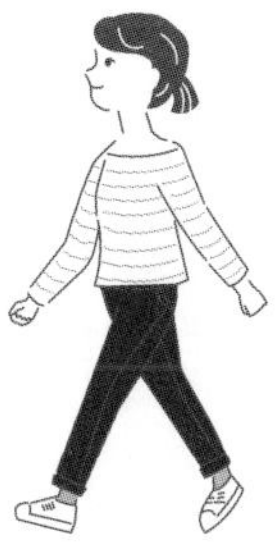

看著孩子就會覺得幸福。託孩子健康長大的福，我經常笑，也經常感到快樂，不過，辛苦的日子也很多。原因出在每天反覆不斷的育兒生活，以及看不見盡頭的家事。沒有人能幫我。一旦開始做家事，很快就會覺得累，甚至連動力都會消失不見，生活本身就讓人覺得無力。開始讀書後找回了一點活力，由於沒什麼時間閱讀，我擬定了計畫。

時間管理是自我管理的基本。掌握到自己一天中哪個時段最容易專注，然後按照那個計畫實踐，結果出乎意料地好。如果想讀書，就需要耐心，好克服枯燥的感覺，在座位上坐到最後一刻，但這並沒有想像的那麼容易。

無論做什麼事情，最重要的不都是體力嗎？那時我深刻地體會到運動的必要，於是開始每週出門走路幾次，就算只是稍微走一點路，我也覺得很開心。因為定下每週走幾次的規定，計算起來反而複雜又麻煩，我後來乾脆每天都去走路。

如果一不注意太過貪心，就會變得更辛苦。只做一點點也沒關係，重要的是每天都持續地做。必須透過一點一點反覆去做的過程，來感受成就感和樂趣才行，這樣才能繼續做下去而不停下來。一開始需要花些時間才能適應，不過，一旦養成習慣，到時要停下來反而更困難，偶爾甚至會像沒吃飯那樣覺得空虛。

持續走路到某個階段後，會開始對自己的體力產生自信。原本只在家裡走動的人，如果能走遙遠的路程，整個狀況就會變得不一樣，不再輕易感到疲憊。體力變好後，意志力也會變強，就算遇到壓力很大的狀況，也能比之前從容一些。不管是誰都有壓力，但只要去走路，就會覺得那重量變輕許多。因此，我似乎忘了「壓力」這件事。

每個人轉換心情的方法都不一樣。偶爾心情低落或是沒有力量的時候，只要一出門走路，就能讓那段時間變成最棒的時間，而且不需要花上很多時間或金錢，出門走路即可。

哪怕只是短暫的時間也好，如果活動雙腳，一邊呼吸新鮮的空氣，一邊整理想法，心情就會截然不同。你將會在疲憊的日常中，體驗到令人舒暢的逃避現實的感覺。

「人的表情是一種風景、是一本書。表情終究不會說謊。」

這是法國作家巴爾札克（Balzac）說的話。持續走路一段時間後，經常聽到別人跟我說「妳的表情真棒，妳的皮膚看起來好好」。「表情生動」包含許多意義，觀察現在的人，會發現大家臉上都沒有什麼表情，「我的笑不是笑」這句話不是白講的。

表情會反映出那個人的想法和生活。要一邊走路一邊多多培養好的想法和幸福的情緒才行。如果每天走路，自己就能感覺到這些。即使不用化妝品，還是能感覺到臉蛋發出光彩，和沒有走路的時候差異很大。

走完路回家看鏡子時，我經常感覺到臉上的氣色變得不一樣，一眼就能看出變得明亮許多。就連我遭遇人生中最辛苦的事情時，也透過走路堅強地挺過那一年。那年雖然一件好事都沒發生，因為出門走路，讓我精神上勉強還支撐得住。在走路的過程中，我恢復了許多，也找回生氣。我的表情比任何時候都明亮，而且還經常面帶微笑。站在路上的所有瞬間都很美好。

# 每天好好走路，身心感到充實

我每天持續走路，在過程中用全身感受天氣和季節的變化。確認氣象預報、搭配季節來準備走路的必需品，生活也跟著變得忙碌。

夏天的服裝很輕便，冬天的服裝則有很多要準備的。我不再安逸度日，而是每天都用心生活。花朵綻放後凋謝，風兒吹拂，季節來了又走。明明沒多久前還是春天，不知不覺就熱得不像話。

「這些終究會過去的。」

即使沒有將這句話牢記在心，看著大自然還是能夠體悟這道理。世間的一切變化很快。不論夏天再怎麼熱、冬天再怎麼冷，都是一時的，很快就過去了。因此，面對辛苦的事情我也不再那麼執著。每天走路至今，季節已經轉換了許多次。

我有太多一定要走路的理由。人之所以不太走路，是因為沒找到要走路的理由。如果實際感受到走路對生活的影響，就會每天出去走路。理由和目的很明確時就會去走路，所以得思考並尋找自己為了什麼目的走路。

比起其他理由，對我而言最大的理由是「雙腳、雙腿都還健全」，所以我才一直走下去。有些人的狀況比較辛苦，像我朋友就因為關節不好，想走路也沒辦法。

哪怕只是多一點也好，我一定要趁還年輕時多多走路。要吃得少，動得多才行。當下雖然會覺得美食和舒適的轎車很好，不過一旦習慣那樣的生活，以後就算想走路也會變得很困難。直到走不動的時刻來臨之前，都必須持續鍛鍊自己的雙腿才行。

不管天氣如何，我每天都會走路，這是為了好好迎接一天的生活。雖然人擁有的經濟條件或出身背景並不平等，但只要睜開眼睛就會迎接到早晨的事實則是很公平的。我每天都心懷感謝，帶著「今天也努力生活吧」的決心展開每一天。煩惱明天只會覺得茫然。比起未知的時間，我更想在眼前這一刻全力以赴。

在早晨睜開眼睛，想著一天的生活時，總要有一件開心的事吧？走路每次都為我帶來不同的樂趣。即使走的是同一條路，過程也不盡相同。我思索「今天要去哪裡」的時候總是很開心，變得很想充實地度過這一天。

我們浪費很多時間滑手機，用它搜尋新聞、傳訊息，應該減少花在那上面的時間，改把時間花在自己身上才對。

我隨時都在確認手機上的資訊，而且每天都不忘記要充電。然而，對於比手機還重要的自己，我又傾注了多少關心呢？

一天有一千四百四十分鐘，至少要花其中的百分之一來關心自己。片刻的休憩，會使生活變得豐富。倘若每天走路，就能擁有那樣的時間。走路的過程就像在為手機充電，能夠填滿自己的身心。只要想到那瞬間，我便每天都去走路，一天都不停歇。

每天都能好好走路就可以讓我喜悅不已，這就是我每天走路的理由。如果每天走路，就會在平凡的日常中遇見嶄新的世界——光是能享受那瞬間，我就充分感到滿足了。

# 走著走著，想做的事情變多了

走路就是不輕忽任何感覺的全身體驗。

——大衛・勒・布雷頓

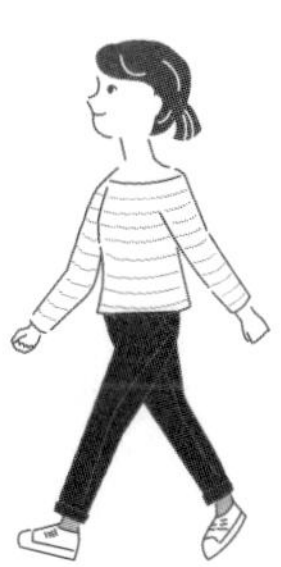

「人生不是在流動，而是被填滿。我們不是度過每一天，而是持續以自己擁有的東西填滿每一天。」

這是英國的社會評論家約翰・拉斯金（John Ruskin）說的話。不是度每過一天，而是以自己擁有的某些東西來填滿每一天，這話聽起來很新鮮。在跟人打招呼或問候的時候，通常會說「祝你度過愉快的一天」或是「祝你度過一個美好的週末」。就像這樣，我們向來認為好好度過每一天就行了。然而，這個人竟然說不該是度過每一天，而是要用些什麼來填滿它。

仔細回想，沒什麼明確的目標時，真的每天就那樣隨著時間流逝了。比起緊抓今天的時間，更多時候都因為還有明天而任憑時間流逝。尤其是孩子還小的時候，我經常想著：「過一段時間就會好轉吧！」如此一天撐過一天，僅僅那樣就覺得滿足。

直到快四十歲的前幾年，才開始感到不安。明明已經在被賦予任務的環境中全力以赴了，還是什麼都沒能成就，經濟狀況沒有好轉或改善，更慘的是，自尊還變低了。

「如果沒有按照所期望的過生活，就會按照生活現況去思考。」我時常想起這句話。每當那時我都會質疑：「我現在的模樣就是全部了嗎？」年紀越來越大，繼續這樣生活下去好嗎？一想到這我就感到害怕。

我不想再這樣生活下去了。眼看就要四十歲，我卻像昨天才剛畢業的社會新鮮人一樣徬徨——煩惱著自己喜歡什麼、以後該做些什麼。

我想起馬基維利（Machiavelli）的名言：「世上最可怕的不是貧窮，也不是擔心和疾病，而是對人生的倦怠感。」現在我的狀況竟然是所有事情當中最可怕的，對人生的倦怠感。我反覆咀嚼這句話的同時，回顧了自己的生活。

我很害怕自己的人生會僅止於往返超市和住家周遭。身為媽媽，熟練地做好育兒和家事很重要，然而比起這個，我更想找回我自己。實在不想再放任自己像這樣無止境地度過重複的日常。

陷入低潮時，能克服的方法並非「克服吧！你能做到！」這種念頭，而是實際上去做些什麼。如果計較東計較西，就什麼都做不到。若再得過且過下去，隨著時間流逝後就會放棄希望。

在年屆不惑，感到後悔之前，不管那是什麼，我一定要找到才行。「別光是待在家裡，在更加推遲之前，不論什麼都好，嘗試做做看吧！」我產生了這樣的念頭。

於是我跨出門，朝任何一個地方走去，從住家附近開始到處探索道路。走路的時候，我看見了自己。走著走著，思緒專注在自己身上的時間也變多了。「該怎麼生活呢？」我在走路時這樣問自己。人生的道路，在無數的道路上，我一點一點地整理出自己未來的方向。

我開始將走路時紀錄的東西，額外抄寫下來。我準備一本筆記，將它命名為「夢想筆記」，喜歡的東西、往後想做的事等等，想到什麼就照樣記下來。

我想閱讀並寫文章，也想重拾之前忙著養育小孩而沒能繼續的學業，還想存錢去旅行。閱讀、學業、興趣、經濟、旅行，我分成五個領域，然後再各別撰寫細項。分領域一一寫下後，不知不覺就寫了五十項願望清單。

一開始受限於時間和空間，主要都是在家裡閱讀或專心學業。後來體力變好，能做其他事，便開始拓展至其他領域。等我出門走路後才體會到，戶外並不危險，危險的是畫地自限而在原地停留。

要經常跨出家門，才會有機會，如果呆坐在原地，什麼都不會知道。自己能做什麼、擅長什麼，這些在嘗試之前都是未知，要經常碰撞才會知道。「不管什麼事都先做再說吧！」我帶著這樣的想法開始行動，成功做到一件事後便產生了勇氣。

「之後要再嘗試什麼呢？」

我需要某個能扎實填滿日常的東西。慢慢地，我開始尋找為自己著想的事。在走路的過程中，我得以稍微靠近目標。

## 挑戰新事物，每個成就的瞬間充滿樂趣

我在大學專攻法文，後來一邊工作一邊取得英國文學的學士學位。大學畢業後，偶然和朋友一起去日本鐵道之旅，自此便每年都到日本觀光。

不只是因為距離很近。每次從那裡旅行回來，我都有種自己被填滿的感覺，學到許多東西，也有很多好奇的部分。為了滿足那些好奇心，哪怕要自己想辦法製造機會，我也一定會去日本。

經常去日本旅行後，我也開始想學習日文，不過因為種種理由一再拖延，直到去年才到韓國放送通信大學1的三年級插班就讀。我很喜歡學外語，就這樣意外地挑戰學習三國語言。比起提升語言實力，我更想有系統地認識過去幾年只以觀光客的身分拜訪的日本。

一整天坐著聽好幾個小時的課，再加上撰寫分量驚人的報告，弄得我眼睛痠痛。年紀大之後又開始讀書終究不容易，雖然很辛苦，但也別有另一種趣味。

畢業後，我還想挑戰西班牙語。要有好體力作基礎，才能持續學習，所幸我已經透過走路累積基本實力了。

我不太確定自己有沒有語言方面的天賦，不過我從一開始就不怕講英文，只是覺得

1 譯註：相當於臺灣的國立空中大學。

陌生的語言很有趣，遇到不熟悉的詞彙時也覺得新奇。

從學生時期開始，我就很喜歡認識他國的文化和語言。國中入學後初次接觸到英文字母，從那時起就一直覺得英文很神祕。

與外國人對話時，總讓我悸動不已。在路上只要遇到外國人，我就會絞盡腦汁想辦法搭話，我帶著愉快的心情，把那當作活用英文的機會。一遇到人就無條件靠過去跟對方搭話，這技能之後在背包旅行中相當受用。

雖然不曉得哪時候能去旅行，但我還是想在日常中抽空持續學習英文，把時間拿去和其他媽媽喝茶，聊育兒和八卦，實在太可惜了。感覺每次都在聊差不多的話題，已經到了極限，於是我便組成英文讀書會。即使大家都在養育小孩，各自也有工作，我們還是每週都會固定見面，使用各式各樣的教材一起學習英文。這麼做已經超過十年了。

因為讀書而相聚的我們，在分享彼此人生故事、交換生活建議、互相幫助的過程中都成長了很多。彼此的關係也變得更加堅固。未來即使老了，我仍然想和這些很棒的人一起坐在咖啡廳讀書，條件許可的話，還想悠哉地與她們一同去旅行。

在四處旅行的過程中，我很想嘗試在當地生活的感覺，而不是短暫停留後就離開。

「在海外生活一個月」這長久以來的夢想，終於在幾年前實現了。

我著迷於沖繩的美麗景致，即使已經漫步在其中，還是覺得時間的流逝相當可惜。於是我又走又跑，非常充實地度過在沖繩的每一天。

孩子放寒假時，我們又再次拜訪沖繩。我在那裡回顧一整年的生活，心情好好收尾後，迎接到特別的新年。在陌生的地方擬定新年計畫，度過有意義的時間。現在偶爾感到疲憊時，只要想起那時刻就會覺得很開心。

去日本旅行時，經常看到坐在咖啡廳寫東西的老人。即使頭髮已經花白，他們還是點了杯咖啡，坐在筆電前打字，那模樣讓我印象深刻。我夢想自己上了年紀後，體力還是很好，能夠長時間坐著寫字。

在生活中養成走路的習慣後，也認識到跑步的趣味。跑三十分鐘以上時，湧上心頭的幸福感讓身體變得輕盈，頭腦變得清晰，有一種暢快的感覺，這就是所謂的「跑者的愉悅感」。

我經常在下雨天感受到跑者的愉悅感，我深陷在那種快感中，偶爾還會去跑馬拉松。參加過一次馬拉松後，就忍不住繼續挑戰。疫情時代來臨後，我繼續透過「零接觸」

馬拉松，獨自跑步後獲得認證以維持跑步習慣。不管用什麼方法，總歸還是能跑步，真的很感謝。希望持續這樣跑下去後，總有一天能夠到國外參加馬拉松。

我一邊走路一邊節省開銷，終於還清了累積多年且金額龐大的銀行貸款。原本連付利息都很吃緊，如今卻擺脫那種狀況，還清所有貸款，這都是託走路的福。

沒辦法出遠門，便勤勞地在家裡煮飯，因為持續走路並大量活動，每天都過得很健康，才有辦法做到這點。

想用雙腳行走的地方變多了。東南亞志工活動、尼泊爾喜馬拉雅山健行等，我很想漫步在那些看著照片就讓人讚嘆的地方。另外，走完西班牙聖地牙哥八百公里長的朝聖之路是我長久以來的願望，也是我的目標。

我從海南的天涯海角村走到江原道的統一瞭望臺，以國土縱走之旅為二十幾歲最後的時光畫下句點。而三十歲時我下定決心，等孩子二十歲獨立之後，我一定要去走朝聖之路。

如今離那日子已經沒剩多久了。當時還沒什麼人知道朝聖之路，跟別人介紹時往往要額外說明許多，但現在這條路已經變得非常有名。許多書籍提到，媒體大幅報導，走過的人也變多了。

它橫跨西班牙和法國，同時也是耶穌十二門徒之一的聖雅各的墳墓所在地。保羅・柯爾賀（Paulo Coelho）的《朝聖》一書出版後，這條路變得廣為人知。後來這條路被聯合國教科文組織登錄為世界遺產，不談其中的宗教意義，許多人正基於自我治療、旅行等理由走上這條路。

以前孩子去上幼稚園後，我會坐在陽光灑落的階梯上，閱讀朝聖者的遊記來撫慰心靈。雖然當時身體疲憊，狀況也不允許，但我還是經常以想像總有一天在那裡走路的模樣度過那段時間。

在走路的過程中，想做的事情變多了。這段期間「我的願望清單」持續修改。有很多事需要花一輩子去做，也有很多事正在進行。開始走路後，我達成了其中許多領域列出來的事項，寫在紙上的內容真的猶如奇蹟般實現了。

**寫作的力量很驚人，光是動手寫下來，大腦就會記住。寫完願望清單後，我以為自己暫時忘了裡面的內容，沒想到卻一直全力以赴實踐著。**

隨時查看筆記的內容，確認自己的夢想時，總會突然振作精神。即使迷失了方向，願望清單還是在我不曉得要往哪裡前進時成為路標。於是我經常把它拿出來看，檢視自己是否走在正確的路上。

出門走路後，連原本遺忘的夢想也一一回想起來。不能再拖延下去。我決心要提早逐一實現。比起安逸於現況，我更想要挑戰新的事物，一件一件地達成。不是隨便度過一天，而是在一天中傾注我所有的才能和氣力。

希望筆記本裡能寫滿我挑戰成功的故事。願望清單讓我的生活變得很豐富，而達成那些願望的瞬間也很快樂。

好好邁出第三步

# 身體健康漸入佳境

- 我完全認同走路才是人類最棒的良藥。
- 沒有什麼比走路更能提高生活品質、找回活力。
- 透過走路，能充分獲得成為幸福指標的高頻喜悅。
- 要明白能走路就是祝福。
- 成功挑戰每天出門走路後，能產生嘗試其他事物的勇氣。

## 第四章

# 找回日常的活力，身心獲得自由

將走路放在優先順位時，想法就會變得不同。
時間不是被賦予的，而是「創造出來」的。
要以積極的態度創造能走路的時間。
如果真心想做，無論如何都能創造出時間。

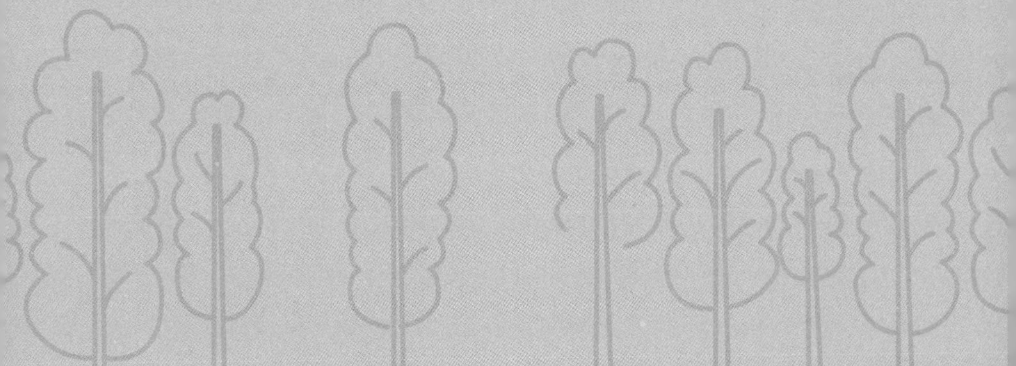

# 讓走路不吃力的習慣

我不是別的，我就是我走過的世界。

——華萊士．史蒂文斯（Wallace Stevens）

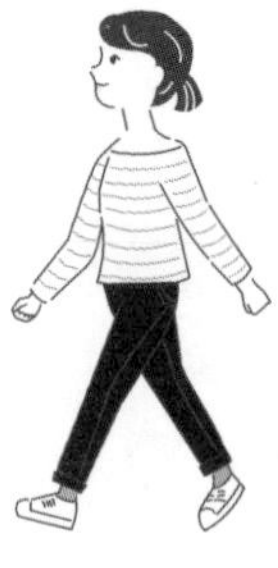

每個人都很忙，但還是有人在忙碌中持續走路，他們究竟是什麼樣的人？除非發生特別的事，不然人總是每天重複一樣的日常。如果想兼顧工作和休閒娛樂，就會變得更忙，如果還想走路，就得減少其他欲望，投入一定的時間才行。

要克服各種狀況、戰勝欲望才可能做到持續走路；要具備能撐過無數種情況的力量才可能持續走路。用雙腳走路看起來很單純，然而，若想每天規律地走路，就需要耐心。走路的人是在日常中實踐耐心的人。

走路還需要規劃的能力和努力。需擬定計畫，思索該如何將時間分割出來走路。從某個層面來說，這是一場與自己的激戰，每個人遇到的狀況都不同。因此，必須思考能在這些狀況下走路的方法，並一點一滴地實踐才行。

以前偶爾出去走路時，總是很開心，至少走路的時候，能減少對其他事情的擔心。不過，當我臨時起意出去走了幾次後，覺得有走沒走差異都不大。之後我試著定下走路的次數，但光是要計算次數就很費神。考慮這個考慮那個，一一計較也很麻煩。

不論什麼事，在持續做的過程中都能學到許多經驗，然而，持之以恆地做決意要做的事並不容易。光是處理日復一日的家事和該盡的義務，一天很快就過完了，沒什麼多餘的時間。在這樣的生活中，我想做的事情總是一再拖延。

走路也是一樣，若沒有經過一番激烈的天人交戰，很容易就被忽略，因為那不是當下最重要的事。在下雨天或寒冷、疲憊的日子，感覺放任自己休息也沒關係，休息一天沒人會說什麼。或是，這種日子因為這樣而不行，那種日子因為那樣而不行。有時還會覺得：「我有必要做到這樣嗎？」

休息的日子若像上述持續不斷，狡辯和藉口就會乘隙而入。我害怕這會變成一種日常。必須養成習慣，直到不特別花心思，自然而然就會去走路的程度。若想養成走路的習慣，應該要怎麼做？

**養成習慣必須有明確的目標，如果沒有目標，很可能走沒多久就會放棄。雖然都是與自己的約定，但有目標和沒目標的差異相當大。**不能愛走多少就走多少，而是清楚訂下「今天要走多少」的目標。訂下目標後，就會產生想做的意志，並且看見能實行的方法。

有目標時，就會持續思考什麼時候該如何做，哪怕只前進一點點，能產生力量都是因為有目標。如果感受過一一達成今日小目標的樂趣，就能繼續做下去，明天也會為了目標而走路。

完成一件小事而獲得的成就感是很強大的。就算最後沒有達成，也會比沒有目標時還要幸福且有活力，因為在實踐的過程中能體會很多東西。

審視目標並持續修正，能使目標變得更堅定，如果找到自己的祕訣，還會產生自信。目標逐一達成後，自然就會有一套自己的步驟。像這樣持續去做就會養成習慣。先試著走走看，再擬定長期目標，如果沒這麼做，就無法一直做下去。

光走路是不行的，就算有趣也不會進步。走路時的感受一定要寫下來，如果沒有紀錄，很可能就會不了了之。

不論什麼事，如果想持續做就要做紀錄。透過紀錄來確認目前為止所做的成果是有意義的。藉由紀錄，你將能回顧自己，而且會變得更努力。**持續紀錄，本身就會成為一股動力。回顧自己走過哪裡、走了多少距離時，能整頓出生活的秩序，也能幫助自己持續擬定計畫，還能穩住內心，得到不停做下去的力量。**紀錄的力量很驚人，比起言語，藉由紀錄留下的內容會流傳更久。

一邊走路一邊回顧一天的日常並留下紀錄，這比任何事都還重要。我每天走路時，都會為了留下那些瞬間而拍照，一天會拍上數十張，累積下來數量增加許多。我不喜歡檔案沒有整理過就那樣放著，到處尋找可以存檔並管理的空間，後來在部落格建立了一個「運動日記」的分類，在裡頭紀錄我走路的地點、步數、心情和時間，還會附上照片，簡單寫下走路時的感受。其實走完路回家，喝水、洗澡之後很想直接休息，還要坐下來紀錄，實在有點辛苦。

首先，我會先在標題粗略寫下日期和當天的心情，再以幾個關鍵字簡短留下筆記，等有空時再補充其他想法，一點一點增加內容。累的時候就會寫得更簡單，狀態比較好時再修正即可。

寫運動日記有很多優點，以一週為單位填寫，就能掌握到主要行走的路線，還可以了解自己的運動模式和走路風格。

智慧型手機雖然有很多好功能，但用的總是那幾個。對我而言，智慧型手機重要的功能應該就是拍照了吧，就算偶爾會整天都沒用到通話或訊息功能，但幾乎每天都拍照。拍完照片上傳至部落格後，我會馬上把照片刪掉，每天都像這樣拍了又刪。整理當天的照片時，也會有種整理手機的感覺，所以心情很好。

看著照片會想起走過的路線和當下的想法，因為我連路上的瑣碎小事都會用照片留下，所以看起來總是很生動。沒有書寫工具時，照片是很棒的紀錄工具，因此我經常將看見的東西拍攝下來。即使是同一個地點，景致還是會隨著時間改變，看起來既新鮮又有趣。

因為有部落格這樣的平臺，所以無論如何我都能紀錄。看到自己如同堆磚塊般，有條不紊地將運動日記一塊一塊堆疊成形，就覺得很開心。不曉得為什麼，如果出現空白便會感到遺憾。因此，哪怕只有一天，我也絕對不會漏掉。

所謂的習慣，是在不重要的事情和瑣事累積起來的過程中養成的。現在手機普及，所以很輕鬆就能紀錄，就連走路的途中，也可以簡單地將想到的內容紀錄下來。不過，我喜歡寫在筆記本上，我喜歡動手寫字帶來的舒適感，看到花花綠綠的筆跡也會覺得很充實。當很難寫在筆記本上時，我會活用社群媒體的平臺。就像有人為了減肥紀錄飲食習慣、運動選手為了自我管理做紀錄那樣，我也在紀錄。

如果不寫下來，就很難持續做下去。

## 穿著運動鞋走出門，成為快樂走路的人

為了隔天清晨運動而早早上床睡覺之前，我在運動日記上寫下明天早上要在哪裡做什麼樣的運動，也將運動鞋拿出來放好，這樣一起床就能馬上穿鞋。

最關鍵的部分在於，我改穿運動服，不穿睡衣，還會套上襪子再躺到床上。隔天早上睜開眼睛時，我要做的只有穿上運動鞋出門而已。

以下改寫自哈佛大學的幸福學權威尚恩·阿喬爾（Shawn Achor）教授在著作《幸福優勢》（*The Happiness Advantage*）提到的內容。他提出一個養成習慣的方法：「二十秒法則」。某件事情在實際執行之前如果花超過二十秒，就會在沒有嘗試過的情況下直接放棄，開始之前的準備時間要盡量縮短，才有辦法養成習慣。

若想做某件事，不管你的決心為何，都要讓事情在你的視線範圍內才行。採取行動

之前的時間要很短暫，狀況要很單純，才容易執行。程序如果很複雜，很可能會在去做之前想一想就作罷。因此，要盡量縮短執行前的準備時間才行。

走路也需要步驟。做事時如果有一定的步驟就會很輕鬆，步驟會帶領你，不必想太多，自然而然就會行動。尤其是意志薄弱時，只要照著做，無論如何都能做到。

當想法變複雜時，我會直接穿上運動鞋走出去；腦中浮現「走路」兩個字時，我會立刻穿上衣服。猶豫時間一旦拉長，就可能會改變心意，我會在煩惱時果決出門，拖拖拉拉反而更辛苦。

為了縮短準備時間，我將必需品放在玄關。夏天是太陽眼鏡和防曬乳，冬天是手套和圍脖，都會事先放在看得見的地方。在玄關穿上運動鞋後，還會戴上走路時方便看的手錶以及耳機。從我換上運動服到走出家門，連五分鐘都不到。

省去複雜的過程後，穿上運動鞋走出家門就變簡單了。準備時間要盡可能縮短，有一套能在短時間內出門的步驟，才有辦法持續走路。

習慣很重要。我們思考、行動並完成的大部分事情都是習慣的產物，直到大腦將它們認知為平常的行動之前，都要繼續實踐。

持續做到後來，大腦就會自動產生認知。開始覺得走路無趣時，可以去參加各種登山大會和健走活動。即使養成習慣，還是可能瞬間就無法持續，因此，直到能不假思索直接出門走路之前，都不能停下來，要繼續做才行。

持續做某件事的力量能讓人達成目標，然而，在達成之前，要先付諸行動。關鍵在於行動。光是在腦袋裡想，很難持續去做，要在過程中賦予意義，才能成就些什麼。

並沒有什麼專屬高手的特別習慣，說不定答案就在單純且極其微小又平凡的事情上。

專注於當下並將想法付諸行動，其中最重要的就是持之以恆。真正的高手姿態，來自於在單純反覆的日常中默默持續的力量。

有很多走路的高手，他們一天之內能創下好幾次達成步數的紀錄。我跟不上他們，也沒有想跟上的念頭。

我想成為快樂走路的人，哪怕走得不多也好。為此，我今天也穿上運動鞋。

# 從現在開始是「走路的人」

今天也在思索如何能多走點路，
遇到走路的機會時，絕對不會避開或讓步。

——費利克斯．威西（Felix Wesi）

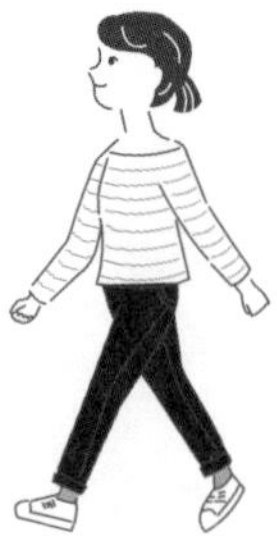

如果想成為走路的人，該怎麼做呢？在生活中的各個方面，都要以走路為優先才行。要把走路放在優先順位才不會漏掉，若沒這麼做，很容易就會被其他事情擠到後面去。

從早上睜開眼睛的那瞬間起，我就會先思考什麼時候出門走路。我會仔細查看一天的行程，看哪個時候適合。如果沒有先確認可以趁哪個行程的空檔去走路，一天很快就會過去。

雖然有意要做，卻沒有想像的那麼容易，即使心裡想走路，要馬上實踐還是很困難。

很多人都清楚知道走路的優點，然而，無法輕易做到的理由卻各自不同。

**若問：「為什麼很難去走路？」大部分的人都會說：「因為沒時間。」事實上，「沒時間」意謂的就是「沒有動力」或「不想做」。**

回顧一天的生活就會發現，很多時候都是在沒有思考的狀況下做些不重要的事情。那些沒意義的事情總是讓內心很忙碌。時間就在不知不覺中快速流逝。

身為職業婦女，除了工作還要做家事、照顧小孩，如果再加上運動，一天下來就會相當吃力。時間緊湊時，走路又會被挪到下一個行程。因此，為了走路，心態要先改變。

將走路放在優先順位時，想法就會變得不同。時間不是被賦予的，而是「創造出來」的。要以積極的態度創造能走路的時間。如果真心想做，無論如何都能創造出時間，因此，要掌握日常生活的動線，擬定縝密的計畫才行。

想盡辦法確保當天有時間走路是很重要的。如果能確保走路的時間，不論發生什麼事情，那個時間都會去走路，有突發事件時，再重新調整即可。要這麼做才有辦法走路。

變換走路時間，做各種不同的嘗試也不錯。有空檔時就試著走一點路，不管是鄰近的公園還是工作地點附近都好，要花一定的時間走走路。

嘗試各種方式後，會在過程中看見可行的方法。接下來只要在那些時間中，擬定自己的步調就行。

我有約時，會先計畫再行動。以「至少走三十分鐘」為目標，聚會地點如果很近就走過去；地點如果比較遠就開車，但把車子停在距離目的地腳程約三十分鐘的地方，這樣往返就能走一個小時。

出門之前，我會先掌握聚會地點周遭的狀況，思考要走哪個路線過去，事先規劃好動線，是為了在赴約的同時熟悉新的道路。我前往聚會地點時，會一邊觀察環境一邊走過去。在陌生的地方走路有種人在觀光景點的感覺，相當有趣。

有時候我也會在路上思考那天要聊什麼內容，或是要談什麼話題。一邊想著聚會的氣氛一邊走路時，經常覺得距離很短。這和什麼都沒想就赴約有如天壤之別，可以更輕鬆地與人靠近。

走路等於是為了那場聚會的暖身運動。在聚會上不管吃多少都不太會有負擔，只要稍微加快腳程，就能消化得很快。回來時我會沿著同一條路折返，一邊走路一邊回想方才聚會上聊過的內容，並且整理自己的想法。我沒有特意挪出時間，也可以將聚會和走路這兩件事結合在一起，因而讓這些聚會時光長存於記憶之中。

## 不論在什麼狀況下都走路，才是「走路的人」

行程緊湊的日子，我會在工作完畢後走路。身體經常沉重到一回家就想馬上躺平，但越是那樣，我越會快速換上運動服，如果沒那麼做，走路的決心就會動搖而變得煎熬。縮短穿上運動鞋出門的時間是最好的方法，一出門走路，原本疲憊不堪的身體就會在不知不覺中找回活力，走路就是有這種力量。不可思議的是，跨出家門前的疲勞都不知到哪裡去了，而在疲勞消失後的位置，悄悄湧上鬥志。幸好出門走路了。

還有其他比走路更能克服疲勞的方法嗎？

在疲憊的日子裡我反而更努力走路，就連雙腿無力到彷彿要昏倒的日子，我也去走路。整個人被疲憊感籠罩時，我會走得更快，步伐更大，走著走著，疲勞不知道什麼時候就逃走了。回家路上，我領悟到一句話：「走路總是對的。」

若想成為走路的人，不論在什麼狀況下都要走路。走路的動機如果很明確，各種狀況就不是問題，若是因為天氣和周遭條件而找理由略過不做，藉口就會越來越多。不論什麼時候、不論在哪裡、不論狀況如何都要走路的那份決心很重要。所以在走路方面，與他人比較是沒什麼意義的。每個人走路的方法和目的都不同，必須思考自己的方法並確實執行，直到大腦無意識地採取行動之前都要持續做下去，反覆地做，總有一天會熟悉。在那樣的瞬間來臨之前，要無條件走下去，不要找藉口。

我一邊走一邊把這段時間當作與自己的戰爭、當作訓練。

我總是在想走路的事，偶爾甚至懷疑這是不是強迫症。然而，在養成走路的習慣之前，我能做的就只有持續思考並實踐而已。

不論什麼事，要內化成「自己的」，絕對都要花費時間和努力。要像這樣累積付出辛勞的時間，才會練出深厚的內功。

要在走路的過程中營造快樂的時光。陽光明媚的悠閒午後，在寧靜早晨散步完後喝的那杯茶，坐在長椅上觀賞行人的那份從容等等。這些快樂幫助人持續走下去。如此快樂地走著走著，是不是就會在某個瞬間成為「在日常中走路的人」？

# 每天應該走幾步、走多久

我有兩位主治醫師。一位是左腳，一位是右腳。
——喬治．泰瑞維廉（George Macaulay Trevelyan）

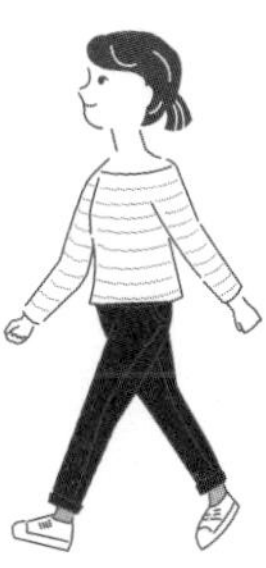

我們一天走多少路呢？大部分的上班族都是利用交通工具通勤，消耗熱量的時間相當有限。就算幾乎沒有活動，現代人也不覺得有什麼不適，問題在於連短距離也不想用走的。

韓國步行聯盟測量了我們每天的平均步數。不出門只待在家裡的人，每天平均約走一千步；做家事的女性不管做再多事，每天平均只走三千步；上班族每天平均約走五千步，不過這僅限於利用大眾交通工具通勤的狀況；足球選手踢一場九十分鐘的足球比賽時，平均約走或跑一萬三千步。

上班族或家庭主婦一天要走到一萬步並不容易。平常不走路的人連走五千步都有困難。

如果沒有刻意走路，一天的步數就會非常少。出門後馬上搭車，即使活動一整天，也只是短暫移動到附近的地點而已，習慣這種生活後，稍微走一點路就會馬上覺得累。不是因為走路才累，而是因為不走路才變累的。

最近手機上有各式各樣走路相關的應用程式。一天的步數、行走距離、消耗熱量等都能幫忙計算，讓使用者透過數據確認實際的成果，不用像以前那樣帶著計步器走路，相當方便。託科技的福，現在走一萬步的人變多了。慢慢走的時候，一萬步大約等於七公里，花費時間約為一個半小時。

某天我和孩子一起去走山路。我太久沒登山不熟悉路線，好不容易找到相關資訊才開始登山。

一開始就是上坡路，我們走得精疲力盡，走完那段路後，接著是狹窄的小徑。一邊欣賞茂盛的樹木一邊走著，不知不覺走過各種林間步道。沿著狹窄的稜線延伸的道路相當陡峭，走起來很辛苦。除此之外，還有泥土路、扁柏森林和杜鵑花叢，經過這些地段後終於抵達山頂。

一想到還要返回原路就覺得吃力。當我們邊問路邊走回出發點時，太陽正在西下。低頭確認步數，我們總共走了一萬四千步。辛辛苦苦努力走了那麼久，沒想到才走這些，而且這還是我們走過的山路中距離最長的路線，我切身感受到在山裡的步數和在平地的不同。

我可以清楚地判斷「走到這種程度時，腳會有這樣的感覺」。回家後，我將步數、腳的狀態和感受等紀錄下來，從此以後，一萬四千步成了走山路的步數基準，不過，後來走得比那天久的日子越來越多。

我越是測量步數，越覺得這接近一種執著。手機沒電無法繼續測量步數時，心裡就會焦躁不已。即使以時間為基準，自己估算「大約是這個步數吧」，最後還是會感到不安，要走多少步的目標似乎變成欲望。如果沒有達到目標步數，還會刻意在住家附近走路，似乎得填滿步數運動量才足夠，然而，為了填滿步數，我其實是勉強拖著疲憊的雙腳在走路。

「這麼晚了，我到底在幹嘛？」這個想法閃過腦海時，我才清醒過來。有目標固然很好，但我卻忘記更重要的事情，光是想著步數而變得辛苦。

心裡已經不舒服，還為了完成目標而拚命走路，反而對精神健康有害。應該要享受走路才對。不要起貪念勉強自己，平時如果能走個三十分鐘就夠了。

比起步數，帶著稍微多走點路的決心是更重要的，帶著這個念頭走路，自然就會走超過三十分鐘。

我一開始設定的目標是「走四十分鐘」。聽說一天至少要走三十分鐘，所以我想比那再多走一點點。我通常會在出發時看手錶，走了二十分鐘後就會在原地折返。這樣的訓練持續了好一陣子。走到後來，時間逐漸拉長，甚至還曾一天走十小時。

## 比起「走一萬步」，先挑戰「走三十分鐘」

希波克拉底盛讚「走路是最棒的良藥」。他還強調：「為了健康，每天飯後要在住家附近走三十分鐘。」走路運動每天至少要達三十分鐘，最少五千步以上。

光是去鄰近的公園，就能獲得許多與走路相關的訊息，隨時出門一趟，都會看到有很多人在走路。在那些人當中，有多少人知道「一天最好走多久、應該怎麼走路」呢？

走路並沒有特別的原則。參考相關資料會發現，每個年齡層適用的狀況都稍微不同。平均來看，二十幾歲的人走一萬步還不夠，三十幾歲的人走一萬步剛剛好，四十幾歲的人建議走九千步，而五十幾歲的人則建議走八千步。人通常都是從二十五、六歲之後開始老化，五十幾歲之後老化就會急劇加速，細胞和組織因為老化而持續耗損。

如果沒有參考這些資訊而勉強自己，可能會造成身體提早老化，或是引發其他疾病。因此，比起無條件多走路，更重要的是考量自己身體的狀態做適合的運動。

周遭有許多人覺得走路很辛苦。但至少要先走一點路，才能掌握自己的狀況。

首先可以設定「最少要走多久」的目標。剛開始做時，每天平均十五到二十分鐘較為恰當。一開始不能太貪心，從輕鬆地稍微散個步開始比較好，只要比平常多走點路就夠了，走著走著，就會自然地持續邁出步伐。接著可以增加時間，嘗試每週走三到五次，總共走一個小時。然後在過程中，稍微增加走路的距離。

可以一週選兩次走長距離來鍛鍊體力。只要比平常多走一到兩公里，就能發揮鍛鍊的效果，走路也會變得更容易。時間不夠時，則要下定決心每天至少走三十分鐘。走到後來，就會知道適合自己的步數和時間大概是多少，接著只要考量自己的狀態，隨時調整即可。

一天該走多少路比較好？最常聽到的建議是「為了健康每天要走一萬步」，實際上也有很多人在實踐。然而，聽說「走一萬步」是日本為了販售計步器而設計的廣告詞。

其實走七、八千步運動效果就足夠了。普通人一天平均走五千步，所以只要再多走兩、三千步就夠了。

開始享受走路後，步數自然就能填滿。步數並非最重要的。我基本上會努力走滿一萬步，不過，如果養成走路的習慣，就算沒有走到一萬步，其實也夠了。

有時「走三十分鐘」或是「走一個小時」的目標反而更好。在慢慢走路的過程中，盡情享受那個時間是更重要的。焦點要放在「該怎麼走路」、「今天走路是否開心」。要開心，才能做得長久，也才有益於健康。

# 心所到之處，腳所踏之地

當雙腿開始活動的瞬間，我的想法也開始流動。

——亨利・梭羅

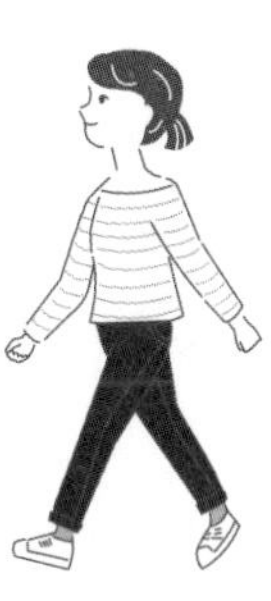

我一開始只是一邊環顧四周一邊走路，不曉得該做些什麼，於是便打電話給沒能經常聯絡的朋友：「你過得好嗎？沒什麼特別的事吧？突然想起你才打電話。」

就這樣和朋友閒聊起來。今天和這個人，明天又和另一個人，持續打電話給想到的朋友。雖然在走路，卻有種一直和某人連結在一起的感覺。比起獨自走路，更像是邊和朋友對話邊走路。

起勁地聊著，時間一下就過去了，走路的時候完全不會覺得無聊。晚上走路時還能像這樣通話，但一大早走路時，就沒有可以打電話的對象了。獨自走路的時間變長後，我開始注意周遭的風景。

在無人打擾的早晨走路時，內心相當從容。我會停下腳步，仔細觀察周遭的景色。遇到不常見的花朵，也會湊近觀看，細膩地將其模樣刻畫在腦中。我還會站在江邊，注視鳥兒的活動。在住家附近竟然能看到這些，真的非常有意思。

邊觀察邊走路實在趣味十足，換個時間去走氣氛又不同。明明是同一個地方，卻總是讓人有新發現，好神奇。走山路時，我會一邊觀察樹木的外型，雖然看起來都很類似，卻沒有兩棵樹長得完全一樣。路上有棵樹的樹幹中間有凹洞，長得很奇特，我每次經過時都會特意看一下。

因為每次都經過，瞬間就能察覺那棵樹隨著季節轉變的模樣。很多時候我就連身邊人的變化都察覺不到，卻能感受到山林裡其中一棵樹發生的變化，真的非常感動。花朵隨著四季綻放又凋謝，樹木則總是守在同一個位置，留心觀察後，不禁對這一切的變與不變感到驚訝。

走小巷子時，我會觀察街道和房子。巷子裡散發出濃郁的生活氣息，每戶人家都有自己的特色，目不暇給，完全沒時間覺得無聊。

房屋的構造、庭園或院子的風景、大門、油漆顏色等，外觀都長得不太一樣，觀察起來相當新奇有趣。看著那些寫在矮牆、大門和電線桿上的文字時，可以從各種不同的字體推測住戶多樣的生活面貌。

我還會讀電線桿上的廣告。有些房子的矮牆比較高；反之，有些房子的大門位置比較低，有些房子甚至沒有大門。我走過的腳步聲可能會吵到周遭，所以我也會確認哪些人家有養狗。

現在蓋新房子的速度都很快。才想說「開始施工了啊」，結果沒過多久，就看到新的建築物立在那裡。

在密密麻麻的出租套房公寓那一帶，可以看見許多特別的公寓名稱，我常會一一留意。有以花或自然萬物命名的，也有「春子公寓」這類復古味濃厚的名稱，甚至還有外來語等，許多會引發好奇心的名稱，我很想知道當初取這些名字的契機，以及每個名字背後的故事。

偶爾我還會掃視那些堆在轉角的垃圾和回收物。在一大清早走路時，經常能看到整理菜園的老人。他們彷彿正在想著子女般用心修整又輕輕撫摸，看到那模樣，我內心感到一陣暖意流過。

我也會看那些停在路旁的車子。沒想到車子的種類這麼多，我驚訝得忍不住多看幾眼。有些車可能因為昨晚停車停得太匆促，停放的角度看起來很奇怪。有些車停得端端正正，有些車卻沒停好，妨礙道路通行。從停車狀態也能看出一個人的個性。

我雖然在巷子裡走得很快，視線卻總是一再停留。以前的小孩都是在路上邊學習邊長大的，巷子就是遊樂場，也是友情誕生的偉大場所。

如今的巷弄裡，比起孩子的歡笑聲，更充斥著噪音，真令人惋惜。以前每個住宅區附近都有超市，現在大部分都改成便利商店了。我一邊走路一邊短暫地沉浸在過往的回憶中。

傳統市場更能鮮明地看見生活的樣貌，我盡可能在走路時專注傾聽周遭的聲音，買家和賣家討價還價的對話把整個市場弄得鬧哄哄的。我住的地方有很多移工，讓人有種闖入某個東南亞城市的錯覺。

我的視線被那些歪歪曲曲、看不懂的文字還有異國風情的招牌吸引，市場內販售的水果、蔬菜和物品也充滿異國風情。有時候會覺得我才是異鄉人。偶爾會想，他們為了家人從遙遠的地方過來辛勞工作，是否已經稍微達成心中的夢想了？

這裡平常很安靜，但到了週末就會變成異鄉人的祕密基地，是個充滿活力、腳步匆忙的地方，沒辦法放鬆，所以我主要是在安靜的早晨才來這一帶。

在市場可以看見許多老舊的招牌，我會一邊看那些五花八門的招牌一邊走過。某天一大清早經過某個破舊的小酒館時，看見一個邊看新聞邊喝酒的大叔。他早上就在喝解酒酒[1]的身影，讓我直接感受到生活的重量。

穿過市場的通道後，還有一個五日市場，很多店平常也會營業，我跟坐在攤位上的奶奶買了一千元的黃豆芽，塑膠袋提在手裡，看起來既尷尬又好笑。我提著那個袋子穿越運動的人群一路走回家，超過兩公里的路程都笑個不停。

## 走路時能做的事無窮盡

我走路時經常停下來拍照，雖然每次都經過同一個地方，但得到的感動都不同。有人問我每次都拍同樣的景色不會膩嗎？我根本連覺得膩的機會都沒有。

若打開心房仔細觀察，就能感受到細微的變化。有時隨意拍下的照片反而成了作品。

重點不在於拍出來的成品好不好。拍著拍著，就會在某瞬間捕捉到更好的角度，拍

1 譯註：韓國人喝酒後，會在隔天吃解酒湯，有時也會喝解酒的酒。

照實力也會跟著增長。大量拍攝後，回家再把不滿意的照片刪掉。

照片能說明我走過哪些地方，是很重要的資料。過一段時間再一一拿出來欣賞時，能重新找回愉快的瞬間和感受。

我會一邊聽音樂一邊在安靜的地方走路。出門前總是會確認手機是否充滿電，而且口袋裡一定會塞一副耳機，天氣晴朗的時候大多是聽一九九〇年代的音樂。我雖然不太會唱歌，但滿喜歡跳舞的。沒辦法邊走路邊跳舞，就跟著音樂哼歌。

陶醉於回憶跟著歌唱時，就像在路上開一場專屬於我的演唱會。不管身邊經過的人說了什麼，在那時刻，我就是主角。下雨天我喜歡聽爵士樂，伴隨著雨聲在耳中流淌的爵士旋律相當動聽。遲鈍的感覺被喚醒，生氣也跟著湧現，似乎隨時都能踩著溼掉的鞋子跑去任何地方。

努力讀英文的時候，我會將當天要讀的分量整理在一張紙上，拿著那張紙走路。出發前先訂下目標，想好走路時要讀到哪裡，然後在路上持續低聲念出來。就算有人在看，我也不以為意地繼續走。反正是陌生人，我專注在自己的學習上就好，覺得丟臉也只是暫時的。

有時坐在書桌前進度反而慢。或許是走在大自然中頭腦變得很清晰，感覺更能投入在學習裡。走路的同時還能讀書，一石二鳥省下時間，真是倍感充實。

讀書讀累了，就邊聽影音串流平台上的演講邊走路，尤其是《改變世界的十五分鐘》(又名「Sebasi」[2])的演講時間很短，聽起來剛剛好。內容相當有用又充實，演講者從名人到一般人都有。

在YouTube上可以搜尋到非常多演講的影片，我會從平常想聽而事先訂閱和收藏的連結中挑選內容來聽。

透過短而扎實的演講可以學到很多東西，從演講者的故事裡聽到的處世態度讓我很有共鳴，我也會思考該如何套用在生活中。這麼做內心就會稍微變輕鬆，還能看見應對鬱悶問題的方法，不管現實再怎麼辛苦，都能提起勇氣。

有時聽到他人一路走來歷盡艱辛的故事，我會默默地獨自掉淚，並努力重整變慢的步伐，繼續走路。有時也會專挑某個人的演講來聽，我很喜歡在聆聽一場場演講的過程中，一點一滴學習演講者奮鬥的過程。

---

2 譯註：節目名稱的韓文縮寫發音。

我還可以邊走路邊紀錄。託智慧型手機功能便利的福，有很多能邊走邊紀錄的方法。步行在山裡或江邊時，靈感或構想經常會突然浮現，要立刻捕捉那些想法才行。「這個之後要寫下來」，如果這樣想，最後通常都會忘記。我會停下步伐，簡單記在手機備忘錄裡。

除此之外，也可以活用錄音功能。我不想錯過隨時浮現的想法，偶爾會邊錄音邊走路，現在音訊還能直接轉成文字，因此不用費心動手打成文字也沒關係。溫暖的陽光太過美好，拂過身旁的微風令人感謝，所以我記下了這些感受。

在清晨或傍晚走路時，可以看見不時改變的天空和雲朵，抬頭仰望天空緩緩改變的模樣，不禁深深為之著迷。雲朵的形狀竟然會隨著天氣和季節有那麼多樣的變化，實在令人驚嘆不已，因此我經常仰望天空，有時在路上也會被日出或日落的景色撼動而停下腳步。我很喜歡將這些情緒記在備忘錄裡。

不去煩惱走路時要做什麼，先出發再說，走著走著就會有很多事情可做。周遭充滿了有趣的事物。如果根據自己的喜好、隨著自己心意活動，就會因為其中的樂趣而持續地走路。去走路就會發現自己喜歡什麼。

如果不開心，很快就會感到疲倦；如果喜歡，就能一直做下去。只要邊走路邊做喜歡的事就好，將走路和喜歡的事綁在一起時，生活會產生很多變化。時間久了，身體和內心都會改變，看待自己和世界的視角也會開始變得不同。

# 清新的雨天漫步

翱翔於天空或步行於水面並非奇蹟，
我們腳踩著土地走路才是奇蹟。

——中國俗諺

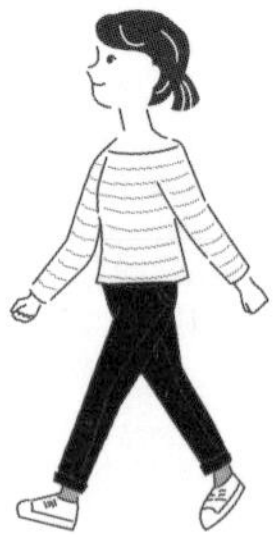

若想規律地步行，就得調整心態。不該是「下雨了要休息」，應該是「下雨了去走路」。只要在服裝上多花些心思，穿著雨衣或攜帶雨傘出門即可。

如果學會享受雨天的方法，就會覺得世界看起來不一樣。邊走路邊感受豐富多變的雨滴時，比起不滿或抱怨，更多的是愉悅。

如同吸入的空氣很重要，水也是支撐生命運作的一環。從這種角度切入時，就會有不一樣的體驗。不管細小的雨絲或暴雨，當潮溼的水氣浸透全身時，感覺彷彿也被喚醒。要一直走到不滿轉換成愉悅為止。

養成走路的習慣之前，下雨天是最辛苦的。比起要走路的理由，不走路的理由更多：

「衣服溼掉很麻煩。這種天氣就是要稍微休息一下啊！應該趁機充電才對。安全第一！」

像這樣一再妥協後，終究會變得更難動身。即使決心每天走路，在下雨天出門還是很不容易。直到某一天，女兒從學校回來後看起來很開心，於是我問她：「妳為什麼那麼開心？」

「我跟老師撐著傘，光腳在運動場走路。雨聲聽起來很棒，雨水啪啦啪啦噴得到處都是也很好玩。」

那天雨下得非常大，但女兒卻沒有文靜地待在教室裡。我一邊聽她說，一邊想像她在學校玩耍的模樣。

她興奮不已地跟我分享的心情，應該要親自經歷過才會曉得。我很羨慕她不論天氣如何，都能將映入眼簾的一切當作遊戲來享受。

我跟女兒聊完後，回顧自己一天的生活。買完菜回家的路上，下了傾盆大雨。到家後雨還是大到很難下車，所以我一直在車上等雨停。不過等了又等，雨勢依然沒有趨緩的傾向，所以我只好淋著雨快速衝進家中。等許久之後雨完全停了，才去把菜籃拿下車。

原本決定下雨天就在家裡休息，但心裡卻覺得有些可惜。看氣象預報，接下來幾天都會下雨。我突然覺得：「不知道雨會下到什麼時候……如果一直考慮這個考慮那個，最後會不會養成安逸的習慣？」

我不想在尚未了解走路的各種樂趣之前就放棄。反省了想休息的念頭後，我下定決心「即使下雨，還是要盡可能去走路」，制定了以下幾條規則：

一、不論發生什麼事，每天都要走路。

二、找到自己的方法並執行。

三、下雨天至少走十五分鐘。

開始走路後沒多久，經常遇到下雨天，我想等雨停，卻一整天都在下雨。結果到了傍晚，只能心懷遺憾地以爬樓梯代替出門走路。

我一邊聽音樂一邊在公寓的樓梯爬上爬下。出門前剛好看見孩子在玩的小石子[1]，於是我隨手拿了五顆，打算從一樓爬到頂樓，每爬完成一次就放一顆石子，目標是將手中的五顆石子全都放下。

有時我會跟孩子一起爬樓梯。雖然走廊上有感應燈，但偶爾還是有些昏暗，我都會帶手電筒出門。孩子將小石子一個一個堆起來，猶如在執行任務般玩得很開心。他們在身旁直喊有趣，一邊爬樓梯一邊嘰嘰喳喳地講話，把走廊弄得鬧哄哄的。

我一開始只顧著爬樓梯，不知從何時起，鄰居生活的樣貌也跑進視線裡。每一戶人家的大門雖然樣式大同小異，但因為擺放的物品不同，因此各家門前的景象極為豐富多變。

大部分都有腳踏車，有些家門前還疊了一大堆快遞紙箱，偶爾也會看見報紙。我心裡不禁有些好奇：「現在還有人在訂報紙啊？裡面住的是什麼樣的人呢？」

爬樓梯是有些單調，不過還進行得下去。雖然比不上在戶外走路的樂趣，但就像在玩遊戲一樣，也算是挺有意思的。

「爬樓梯」在很難出門走路或沒時間的狀況下，是很好的替代方案。短時間就能達到很大的運動效果。比較爬樓梯前後的狀態，便可以明顯感受到成效。

---

1 譯註：這些小石子來自用手拋接五顆小石子的抓石子遊戲，為韓國傳統遊戲。現在多以塑膠球、小沙包等安全的材質取代。

只要爬樓梯就能強化下半身肌肉、預防關節炎。哈佛醫學院研究指出，一週內只要爬兩次十層樓，就能降低百分之二十死於心肌梗塞的機率，心肺功能也會變好，還能同時做有氧運動和肌力運動。

爬樓梯時只有腳尖踩到樓梯將會對腳踝造成負擔，要注意腳後跟是否也確實落地。如果想避免對關節造成負擔，骨盆就要出力，且視線要朝向正前方。下樓梯時則使用電梯為佳。

專心做一陣子，很快就能得到成就感，覺得滿足。

## 下雨天走路更刺激

我終於在下雨天鼓起勇氣出門走路。當時心裡想的是：「十五分鐘就好，稍微走一下吧！」

我撐著傘，在街道上慢慢地走，我決定能走多遠就走多遠。站在斑馬線前等紅綠燈時，車子急速行駛而過，水花四濺。褲子和鞋子瞬間溼掉，不過也不能就這樣回去，於是我便繼續走，反正也不怕再弄髒什麼了。

從那時起內心就變輕鬆了。我沿著江邊走了超過一個小時，狀況比想像的更好。跟待在家裡時相比，心情好轉許多。

那天之後，如果下雨，我就會沿著各式各樣的路線，去公園、森林步道、江邊、街道等地方散步，偶爾也會改到其他時段走路。有時早上出門走到一半，會突然遇到下雨。忙碌的時候，即使到了傍晚或晚上，還是會去走路。

在寂靜的公園繞個幾圈後，內心就會變得像湖水一樣平靜。走路的時候，如線團般纏繞的想法也一一被梳理開來。在特別疲憊的日子，我會沿著江邊走路。當我避開積水的地方，拖著腳步往前走時，落下的雨滴聲會讓心情變得雀躍。

在雨水靜靜落下的早晨，如果步行於森林步道或巷弄之間，會有種感性被喚醒的感覺。尤其是雨天充滿水氣的街道，看起來彷彿是一幅水彩畫。不用特別跑到畫廊看名畫，風景就自然地在眼前展開。

有時候我會去大型超市或百貨公司走路。走樓梯相當有效。根據醫療相關專家表示：「從三十五歲開始持續爬樓梯的人，至少能比搭電梯的人多活兩年以上。」光靠爬樓梯就能填滿基本運動量，不過，如果狀況不允許，我也會走手扶梯。

不要只追求舒適，而是努力將看見的一切都和做運動連結，當這樣的習慣逐漸滲透到日常後，各種改變就會開始發生。我會背著背包去超市，考量到返家的路途，挑東西時無法太隨興，只能買需要的東西。

在結帳櫃檯也會再次思考那些東西是否真的要買。就算打折後非常划算，要帶回家也是負擔，所以我變得慎重許多。跟孩子一起去超市時，也會吩咐他們「能提回家的再買」，在思考的過程中能放下並調節欲望。

自然而然就按下節約的開關，實踐極簡生活。

沿著登山步道走路也別有一番樂趣。和久違的大學同學約好要去爬山的那天下雨，延期再重新約日子太麻煩，於是我們照樣出發。

一路上雨水下下停停，等我們爬到山頂時，大雨才整個傾盆而下。我們拿出事前預備好的雨衣，穿上後繼續走路。

我們坐在涼亭裡，看著雨落下的景致，觀賞雲霧的變化。這裡完全不輸給任何一家有名的咖啡廳，一杯熱呼呼的咖啡，讓我們短暫地忘卻爬上來的辛苦。

下山的路雖然有點滑，但我們還是緩慢且安全地順利步行下山。中途在茂盛樹林裡的石頭上短暫休息的時刻也非常美妙。

途中遇到五名登山客，我們穿著雨衣下山，他們卻都淋著雨走路。上山前他們鐵定也看過氣象預報，沒想到竟毫不在意，完全沉浸在登山的樂趣中，看起來真的很帥氣。

我與同學在山行中愉快的對話持續不斷。往後不僅是大學時期的故事，這次經歷讓我們又有新的話題可以聊了。這等於是多了一個能長久珍藏、一起分享的回憶。

在寒冷或下雨的日子，走路比平常辛苦好幾倍。總是會遇到暴雨傾瀉，或在狂風吹襲下勉強支撐身體的惡劣天氣，也會遇到體能狀態跌到谷底的時候。一旦養成走路的習慣後，不論遭遇任何狀況，都能如常地走下去。

暴雨傾瀉的某天，我走一個小時去參加聚會。我穿越市中心，一邊聽著音樂一邊在大樓和巷弄間勤勞地邁開步伐。我陶醉於樂聲和雨聲之中，完全沒注意到時間的流逝。當我穿過雨霧，抵達約定地點時，大家的視線瞬間聚焦在我身上，簡短地跟我打了招呼：

「果然連這種天氣都走路過來！」、「噢！這種天氣走路更刺激。」

他們不曉得獨自走來的路上我有多開心，我回話的語氣裡透著興奮。在雨中步行所感受的情緒很難用言語表達，他們能懂嗎？說明得再多，沒有親自體驗過是不會知道的。

在雨中走路比其他時候更生動，可以徹底感受到萬物的生命力。花朵、森林、樹葉，一切都含著水，清新迷人。連我的內心都被洗淨，甚至有種變新鮮的感覺。

試著在下雨天走路後，發現其中充滿獨特的魅力，同樣的事物和風景看起來也很新穎。只要稍微多花點心思，就能像在明亮又晴朗的日子裡走路那樣趣味十足，還會有特別又另類的體驗。

# 從手機中解放出來，重獲自由

走路是一種藥，能治癒生活中的不安和苦惱。

——大衛．勒．布雷頓

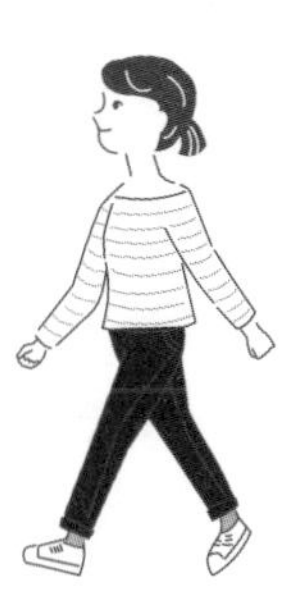

手機占據了我們大部分的日常。從睜開眼睛的那一刻，到躺在床上睡覺為止，我們使用最多的物品就是手機，等於一天的開始和結束都與手機作伴。

現在這個世上，有手機就能解決一切問題，威力相當驚人。因為只要坐著動動指手頭就行，不論是大人還是小孩，手裡總是拿著手機。

這也導致我們錯過許多重要的事情。過度使用還會妨礙能思考的時間變少，總是忙個不停；無法盡情享受珍貴的時刻；過度使用還會妨礙人際關係；一直確認手機畫面的行為看起來很自私又無禮。有研究報告指出，太常看手機的人，其伴侶或戀人在關係中經常感到不滿足。

虛擬空間的人際關係比你眼前的人還重要嗎？他們雖然成天掛在網路上，實際上卻很孤單。

手機使用越久，就越會感到不安、寂寞且憂鬱，壓力也會越大，問題在於不需要的時候還是一直確認手機。跟手機越親近，就會被奪走越多時間。此外，還會造成嚴重的安全問題。

經常看到走路時不看前方，光是盯著手機的人。這種人被稱為「智慧型喪屍」，是智慧型手機和喪屍的合成語。

邊看手機邊走路相當危險。這明明是將自己暴露在高度危險中的行為，卻有很多人習慣性地沉溺於手機的世界。尤其是在過斑馬線的時候，低頭看手機走路的人，比看前方走路的人還多很多。他們經常邊看邊慢慢走而錯過紅綠燈，或是急著跑過斑馬線。

盯著手機看時，沒辦法注意到四周的狀況，經常會發生事故。不是所有的道路走起來都很安全，其實不適合步行的路段反而更多。行人會因為路面有凹洞，或是坡度差異太大而感到驚慌。此外，還有快速奔馳的腳踏車、現在經常看到的電動滑板車、突然靠近的物體、急轉彎的車輛等，危險因素相當多。

在步道或海畔川走路時，也經常看到有人伸直手臂將手機拿到正前方，邊看邊走路，偶爾還會看到有人邊走邊看影片，等遇到驚險的瞬間再後悔就太遲了。

使用手機時，視野會變窄。突然衝過來的車輛和障礙物、變換的紅綠燈等，對這些危險因素的認知和反應一旦變慢，發生事故的機率就會提高，所以步行時看手機而引發的事故每年都在增加。目前世界各國已經意識到問題的嚴重性，擬定相關對策並實施。

日本某地區最早投入「步行中禁用手機」的強硬措施。邊看手機邊走路，結果在樓梯上跌倒，或是和對向行人衝撞等事件相當常見，因此，日本甚至還開發出在步行中強制手機自動鎖定螢幕的應用程式。

一山[1]為了提醒手機使用者注意安全，在街頭設置照明和雷射光束。阿根廷的首都布宜諾斯艾利斯則制定法規，步行中使用手機會被處以罰金。在美國夏威夷州檀香山也制定「步行中禁用手機」的法案，現在已經開始施行。一旦違法，最高可處美金九十九元的罰金。在新澤西州也要繳納罰金。

在這類強制法定措施設立之前，還是多注意個人安全比較好。沒人知道會在哪裡遇

1 譯註：韓國地名，位於京畿道。全名「一山新都市」。

到危險。因此，走路時必須多留意周遭狀況才行。

## 不被手機綁架，輕鬆走路的喜悅

走路時至少能比平常少用一點手機。只要暫時少用手機，身體和內心就會安定下來。有多餘的心力和時間能照顧自己，還能感受到正向的力量。

雖然越輕便越好，但也沒辦法直接把手機留在家裡，所以我一定會帶手機和藍牙耳機出門。為了紀錄步數並拍下美麗的風景，我還是需要手機。

拍照紀錄每天走路的地方也是一種樂趣，這些照片累積起來就會變成我走路的歷史，所以拍照相當重要。有靈感浮現而需要紀錄或錄音時，或是要聽音樂和演講時，也一定需要手機。不過，我大部分的時間還是喜歡傾聽周遭的聲音，安靜地走路。

聆聽大自然的聲音，會讓內心趨於平靜。我喜歡那種感覺，很多時候就算拿著手機也不會用，只是專心地走路，所以我只會用手機做一些非常單純的事。其實智慧型手機有許多很棒的功能，妥善使用時能帶來許多益處。因此，盡可能尋找能在走路時少用手機的方法吧！

我會將手機關靜音。除非狀況特殊，不然通常都會切成靜音，因為我想專心走路。手機關靜音後，就算收到簡訊或訊息，我也不會察覺。但這並沒有造成什麼不便，有空時再馬上連絡就好。基本上我不會拖到很晚才確認，幾乎沒有因此發生什麼大事。別人打電話聯絡不到我時，如果很緊急，就會再傳訊息給我。身邊的人就算聯絡不到我也不會太著急，他們大多會想：「她大概又在哪裡走路吧！」

走路時如果一一回覆訊息，壓力真的很大。我甚至會懷疑，自己究竟是在走路還是在跟人溝通。如果不想走路時被打擾，還是之後再確認訊息比較好。

首先，建議大家先關掉會一直跳出來的通知，就算不馬上回覆，通常也不會發生什麼事。倘若要確認並回覆所有訊息，就沒辦法好好走路，而且過程也不怎麼愉快。把注意力放在周遭事物上，忍耐個十五分鐘左右，對我來說還在可以接受的範圍內。哪怕只是暫時的，我們都為了忘記手機而關注其他事情吧！

有來電時，我一定會用藍牙耳機接聽。如果要確認或發送訊息，又或是需要搜尋資訊時，我就會停下腳步。一定要暫時停下來。「暫時停止」然後再繼續走，反而能走得更快。邊確認手機訊息邊走路，步伐就會變慢。

有時我也會將手機切成飛航模式，飛航模式沒辦法收訊息、顯示通知和接電話，這時就會進入一個沒有干擾的寂靜狀態。日常生活需要短暫的寂靜。

走路時能徹底感受到寂靜。我是為了完全享受那份寂靜才走路，不是為了用手機而走路。手機只是讓我們過得更方便的工具罷了。由於連走路時都忙著低頭看手機，頸椎間盤突出的患者日益增加。

安全是最重要的。要先考量安全，才能走得開心。放下手機，盡情享受走路的樂趣吧！

# 我的每日步行路線

在所有的運動中，走路是最棒的。

——湯瑪斯．傑佛遜

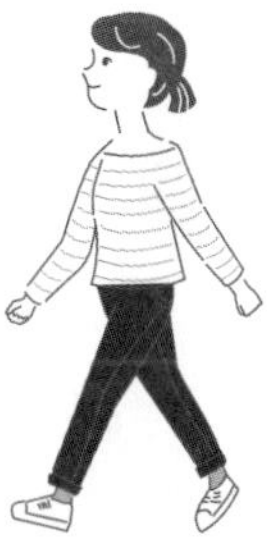

走路走到某個程度後，要去哪裡走也變成一種煩惱。生活一成不變，沒有什麼特別的。不過，如果稍微留心觀察周遭，就會發現專門為走路設計的道路出乎意料的多，只是平常都不知道附近有什麼地點罷了。沒有走過，所以才不知道。要考量自己的狀況，尋找能輕鬆走路的地方。

我走出家門後五分鐘，就會抵達海畔川。在這裡總是能看見候鳥、姿態孤僻的蒼鷺和悠遊水中的鴨子。長長的自行車道和人行道以顏色區分，環境整頓得相當好。

不管什麼時間去，總是有市民在那裡走路。尤其夜景更是美到讓人不自覺發出讚嘆，完全不輸給國外任何一個城市，甚至會讓人誤以為置身國外。

我通常會經過三到四座橋，每座橋都有自己的特色，所以我一一替它們命名。一邊思索名字一邊走路時，不僅不會無聊，還能知道自己大概走到哪裡了。車程約十分鐘處有一座低矮的盆城山。海拔大概四百多公尺，步道很平緩，走起來很輕鬆。

受市民喜愛的登山道連接到許多不同的地區，可以走的路線非常多。步行往返大約一個半小時就足夠，相當適合作為步行路線。附近有這麼帥氣的森林步道，真的是一大福音。後方就有這麼棒的山，大家卻不知道，實在太可惜了。

走住家附近的山，一不小心也會在下山時迷路。這裡本來小路就很多，就算指標很清楚，還是容易迷路。有可能花了很多時間走下山，抵達的卻是其他路口。

我有個朋友說，即使是他常走的路，偶爾還是會找錯方向，看來直到這裡變得像自家後院一樣熟悉之前，都要持續地走才行。這座山我已經爬了無數次，就算閉上眼睛也能清楚地描繪出來。不須實際走到那裡，風景就會自動浮現。路標和長椅的位置，步道從哪裡開始轉彎等，我閉著眼睛也看得到。

走山路時如果接起朋友打來的電話，他們都會知道我在哪裡。光聽我的呼吸聲，馬上就能猜到我在哪裡。

某個寒冬，在接近傍晚的時候，我和孩子爬上山，看見太陽西下的場景。能這樣為一天收尾，心裡覺得很感動。待在家裡累積的壓力，彷彿都消失在晚霞裡了，一生中能看到幾次太陽西下的場景呢？

我與孩子一邊玩他們喜歡的接龍遊戲，一邊走下山。並且在登山的過程中，累積了各式各樣的話題。

熟悉住家附近的山之後，我開始尋找其他的山。有時會被走路途中發現的美麗景致給震撼住。沒想到有這麼多適合走路的森林步道。

## 「我走過的地方成為了路。」

住家附近有一座公園，裡頭有人工湖，夏天有伴隨音樂而起舞的噴泉；走在木棧道上時，頭頂有長長的樹枝形成的涼爽樹蔭；當穿梭在步道時，春天能看到櫻花，秋天能見到楓葉，吸引不少人潮。

健康步道和環繞公園的綿長泥土路也有很多人在運動，相當熱鬧。每個季節公園都會舉辦各式各樣的活動，花園也整理得很好，賞心悅目。這裡是學生校外教學、郊遊的地點，也是市民熱愛的休憩處。

上午、下午、晚上，在不同時間的公園，風景和氣氛完全不一樣。在公園散步時，抬頭看見的早晨天空；躲避炎熱正午，在林蔭大道走路的時光；在傍晚時分讓人停下步伐的夢幻日落，這些全都相當難忘。

第一次來的時候，光是走一圈也覺得喘。持續走了好幾次後，走個三圈也不算什麼了。這不知不覺成了基準，現在來公園走路，一定會走滿三圈。

我偶爾會和朋友一起去露營。孩子還小的時候，露營時我會花時間準備給孩子吃的飲食，並且在晚上好好休息。

不過，當走路在我的生活中占有一席之地後，我在露營時的作息也跟著改變了。晚上就算生火烤肉，我還是會早早進帳篷就寢，隔天在太陽升起前，天色還沒完全亮的時候，悄悄從帳篷裡爬出來，在營區附近走走。走在僻靜的露營區時，感覺很新鮮。

某次去密陽露營的時候，偶然發現附近有村莊。我在一大清早繞了村子一圈，看到典型的鄉下生活用品全都擺放在院子裡。

最近的鄉村似乎有很多地方都變得現代化且方便，不再像以前那樣儉樸。有座十字架的建築物吸引我的目光，腳踏進院子裡參觀時，才發現那裡是著名的天主教聖地。

我坐在院子裡的長椅上休息，望著小巧可愛的建築物欣賞了一番才出來。隨後沿著幽靜的小路步行，回到營區的帳篷裡，有種短暫到某個地方旅行的感覺。

在某個位於慶南山清郡，需走過好長一段高原的蜿蜒路徑才能抵達的露營區，我也是像這樣到處走路。一大早，我獨自走在附近的小路和坡度陡峭的山坡路上，度過美好的時光。

如今，那個露營區的名稱我已經想不起來了。然而，我不時還是會想起那童話般的景色，以及在那裡呼吸到的早晨空氣。只要意志堅定，就算去露營，也一樣能走路。

平常我會搭配工作，選擇走起來比較輕鬆的路線。擬定一天的計畫時，會按照行程添加運動的路線，有時也會根據當天的情緒、動線和天氣而更動。大多都是從登山路、公園和海畔川當中挑選。早上外出時，做好萬全的準備再出門。

除非有特別的狀況，不然主要都是在附近的公園走路。我會以偏快的步速繞個三大圈後再回家。如果沒去公園，通常就是去海畔川。若平常走的是熟悉的路線，週末就會選一些新的路線走走看。

我經常會在週六找特別的地方和家人一起去走路。我會搭配外出行程調整動線，如果要去購物、參加活動，或是有特別的行程，就去那附近走走。

雖然每天都在走路，但週日尤其不一樣。

我一大早就從散步步道出發，走過附近的小路、巷子、古蹟，然後經由海畔川慢慢走回來。我會邊回顧過去一週的生活，邊思考心愛的人，帶著為他們祈禱的心情邁出步伐。像這樣走超過一個小時後，一天就會變得很平靜。只要沒有其他行程，我就走這個路線，長久以來都是如此。

走過各式各樣的路線之後，就能找到屬於自己的路線。勤勞地持續走下去，便能發現自己喜歡的路。直到發現那種路之前，都要繼續走，不能停下來。持之以恆地做到後來，自然會形成一套模式。只要以一週或一個月為單位來紀錄，就能看出自己主要都去哪裡走路。推薦大家像這樣在過程中找到專屬自己的路線。

住家附近有專屬自己的路線，而且想輕鬆走路時也知道要去哪裡，是很快樂的事，在平凡的日常中，這些都能變成生活的樂趣。如果找到這種路，就能根據自己的心情和狀況，挑選想走的路來走。

當平凡的地方變成特別的路時，心情也會跟著改變。如果不在反覆的日常中為時間和地點賦予意義，那還能留下什麼呢？

用雙腳走過，賦予意義的地方，成為了我的道路。當我擁有很多像這樣的路時，生活就會更有活力。

有句話說：「我走過的地方成為了路。」就像這樣，我需要在生活周遭找到能貼上自己名字的健行路線。要有自己的走路地圖，才能長久品味走路的樂趣。

# 不要隨便走，要認真走

規律的高強度運動並不能降低死亡率。
能增進健康、降低死亡率的最理想方法，就是走路。

——亨利．所羅門（Henry A. Solomon）

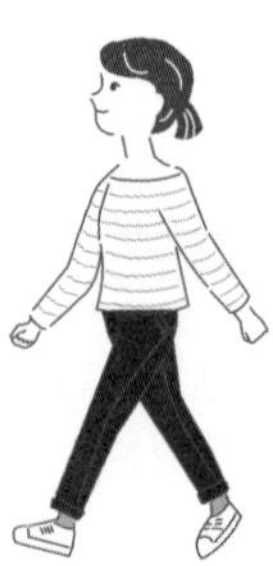

踩著緩慢的步伐前進時，我會注意到其他人走路的模樣，每個人走路的樣子和姿勢都不一樣，相當多元。怎麼走路比較好呢？

走路時有許多要注意的部分。看到那些走得很快的人時，我不禁好奇應該要走到什麼程度才好。每個人都按照自己的速度前進，因此，關鍵是一邊踏出自己的步伐，一邊調節速度。

若想減重，就要在步速方面多花心思。如果要增加體力消耗、多燃燒熱量，快步走路是很好的方法。然而，為了走快一點而加大步伐並非正確的方式。

走得快不一定好。如果勉強快步走，可能會對關節造成負擔，尤其容易影響腳踝或膝蓋關節。以小步伐快速走路對腰比較好，而且也有助於提升運動效果。能邊走邊聊天的速度最恰當，拖著腳步走路反而會更疲憊，一分鐘走六十到一百公尺尤為適中，應該在速度維持一致的狀態下增加走路的時間。

不管做什麼運動，姿勢都是最重要的。一開始姿勢如果不正確就會非常辛苦。若沒仔細留意，光是隨意地走，之後就會遇到關節痛的問題。不要隨便走，要在過程中留意自己走路的方式。

為脊椎的健康著想，走路時要挺直腰桿。從鏡子看自己側面的站姿時，背部挺得直直的才是正確的姿勢。脖子和頭部也要呈現拉直的狀態，視線看向正前方，以平穩的步伐走路。

建議大家走路時以腳後跟為起點，接著是足弓，再來才是腳趾頭，這樣才能支撐體重，減少膝蓋的負擔。如果走路時維持這個姿勢，很容易流汗，還能減輕疼痛感並加強運動效果。腿部如果產生疼痛感，可以熱敷或泡熱水澡促進血液循環，也可以透過伸展以舒緩肌肉。

## 走路時最好要注意的部分

為了好好走路，要妥善準備才行。不要在出門前忙著帶這個、帶那個而花掉太多時間，否則動力會下降。要盡可能減少準備出發的動線，將走路常用的東西先放在玄關，像是帽子、防曬乳、太陽眼鏡等，如果先放在同一處，準備起來就不用花那麼多時間。

出門之前要仔細且均勻地塗抹防曬乳。冬天外出時，務必記得戴手套。戴帽子也很保暖。走路會流汗，所以要注意避免讓體溫下降。

鞋子選健走鞋為佳，腳後跟的鞋墊要扎實才行，能充分吸收腳後跟衝擊的鞋墊厚度以三公分為優。另外準備一雙耐穿且鞋墊品質良好的鞋子會比較方便。鞋墊也有使用壽命，穿太久就無法發揮原本的機能，要常常確認鞋墊狀態並適時更換。

下雨天需要比平常花更多心思在鞋子上。不管再怎麼小心，都無法避免鞋子沾溼。溼掉的鞋子會發出惡臭並且留下汙漬，需要用乾抹布仔細地擦除汙漬和水氣。在鞋子內放入報紙有助於去除溼氣，也能固定鞋子，避免變形。

將擦拭乾淨的鞋子放在通風的陰涼處，晾個幾天就會變得很乾爽。記得在晾之前先把水氣甩掉。雨水造成的汙漬只要用檸檬切片搓一搓後再洗過，就能清除乾淨。

在下雨天走路有很多需要注意的地方，而且也需要更強大的意志力。不過只要不怕麻煩，稍微多花些心思，就會比其他時候更有趣。

如果拿著雨傘走路，遇到突發狀況可能會反應不及，很容易發生事故，預備帽子和雨衣會比較好，這樣可以避免雨滴流入眼睛，影響視線。如果是在車道旁或巷弄裡走路，就要穿亮色系的衣服，好讓自己看起來顯眼一點，以維護自身安全。

雨傘要兩手輪流拿。沒拿傘的那隻手要晃一晃，舒緩關節，建議經常換手撐傘比較好。如果都用同一隻手撐傘走路，關節就會疼痛、不舒服。運動完後要確實伸展，洗個熱水澡並充分休息。

走路時要補充足夠的水分，水分不足時，運動能力會下降，耐力也會減弱。完全吸收一杯水的水分，需花費二十分鐘。

出門之前我會先喝一杯水，走路途中會再補充水分。比起一次喝很多，經常補充少量的水分為佳。

長途健行時，適合攝取運動飲料，不過喝太多可能會一直覺得口渴，所以我還是會盡量多喝水。走一個小時以上時，要攝取五百毫升的水才足夠。

我以前走路的時候喝很多水，但那樣會經常跑廁所，每次都很麻煩又辛苦。在走路時把時間花在其他事情上實在很可惜。我找了很久後，終於掌握到現在走的路線上哪裡有廁所。現在我適當地將飲水時間分成走路前和走路後，正確的飲水習慣能使血液變清澈，並且減輕肌肉的疼痛。如果平常不太喝水，至少走路時一定要努力補充水分。

不管是什麼類型的運動，要養成習慣都很不容易。如果平時多花些心思，努力養成習慣，自然而然就能擬定一套專屬自己的走路方法。

# 重新思考健康的定義

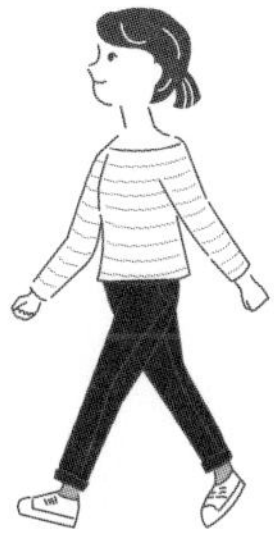

藉由走路來變健康吧！
能延長我們生命的最佳方法，就是不間斷地帶著目標行走。
——狄更斯（Charles Dickens）

現代人的平均壽命延長，經濟條件也比其他時代更為富裕。資訊與數位工具普及化、科學技術發達等，生活變得越來越便利。然而，過得越舒服，生活的滿足度就越高嗎？壽命雖然延長了，體力卻逐漸衰弱。生活不再感到匱乏的現在，有時候反而更懷念以前的日子。

在人類壽命可以活到一百歲的時代，活得長久不見得是好事。有句話說：「即使活著，如果不健康，還是像在受罰。」因此重點在於是否能健康地活得長久。應該要重新思考健康的定義。

《維多利亞宣言》[1]中提到的「健康四大基石」，包含：合理膳食、適量運動、戒菸限酒、心理平衡。每個人維持健康所需的要件都是一樣的。靠意志和努力多少都能達成這些項目，然而，人總是以忙碌為藉口而一再拖延。

作家羅賓・夏瑪（Robin Sharma）主張：「若不為運動挪出時間，往後搞不好要為疾病挪出時間。」現在如果不為自己的健康運動，未來就需要花費更多的金錢和時間。因此，維持健康就是對自己的一種投資。

如果不健康，日常就會失序。從憂鬱症、子女問題到生活困難等，人不曉得會遇到多少問題。老年如果不健康，光是生病就很難過了，甚至還會讓身旁的人感到辛苦，尤其會把痛苦帶給親近的家人。

沒有事先準備並鍛鍊是不行的，能支撐自己的力量不會突然湧現，因此，哪怕只做一點也好，要趁年輕時多花心思照顧自己的身體。

但光是活得健康長久還不夠。人生如果沒有明確的目標，沒有想做的事情，還有什麼意義？那種人生就算睜著眼睛也只是行屍走肉罷了。往後的日子，比起活得久，更應該思考生活的本質，思考如何生活。

不該隨興生活，而是要決心「過得快樂」。要多一些愉快的樂趣，生活才會有意義。假如身體健康，生活卻很無聊，就會覺得枯燥，即使擁有一切，還是會感到空虛、沒有意義。要將健康快樂地活得長長久久當作目標才行，為此，內心要達到安穩的狀態。

精神健康是最重要的。為求心理上的安定，需要樂於助人且知足，懂得讓自己快樂。要能以感謝的心愉快地開啟每一天，並在被賦予的時間中感受到意義。知道自己做什麼事情會覺得開心，並且持續花時間探索自我，這也很重要。要沉浸於快樂之中，使身心都感到幸福，生活才會有意義。

在第四次工業革命時代，人類需要投入大量勞力與時間的工作越來越少。現在應該將焦點放在感受性多一點的事物上，越投入於工作，越會感到疲勞，要讓大腦休息才行。

當我們飽受疲勞折磨時，大自然就是我們的依靠，人類在大自然中能感受到完全的自在。因為維持高度專注精神的勞動而受苦的人，更需要在大自然中獲得休息。

並不一定要到遠處走路、欣賞美麗的景致，才能感到快樂。應該在日常生活中抽空

1 譯註：Victoria Declaration on Heart Health，世界衛生組織（WHO）於一九九二年發表的宣言。

走走路才對，若想額外挪出時間，反而會不太順利。只要有一點零碎的時間，便可以出去走路，會發現生活中的零碎時間意料之外地多。午飯後稍微走一下，或是不搭電梯改爬樓梯，刻意繞遠路也是一種辦法。應該要利用周遭的環境，思索該怎麼做才能多走一點路。

我有事外出時，會利用空檔走路。要在日常中利用空閒時間，一點一點地試著多走一些路，這麼做才有辦法持續走路。需要反覆練習在生活中多付出點努力。

**體力是打造出來的，不是天生的，是透過持之以恆的練習培養的。**

運動選手如果太相信天生的體力而偷懶不努力練習就完蛋了。練習是唯一的方法，如果透過練習培養出體力，就沒什麼好怕的了。面對挑戰的時候不會再那麼猶豫不決，而且會產生至少要嘗試些什麼的自信，即使失敗也不會太糾結，因為在練習的過程中，連意志力都跟著強化了。

有時候，人面對狀況的處理態度會左右抉擇的瞬間，透過反覆練習所培養出的耐力，會讓心態會變得更為正向、更加從容。這時由內迸發的活力和朝氣蓬勃的外貌所散發的氣場，勝過手上提任何名牌包，不論在哪裡都能充滿自信。

## 屏除一切藉口無條件去走路

我每天都在走路。即使下雨，即使颱風，我依然走路；即使下雪，我還是去走路。不管天氣如何，我總是為了走路而出門。

在疲憊時我會更努力走路。我一直都在走路，如果沒有走反而會覺得空虛。假如當天行程太多，忙到沒時間，我就會在深夜走路。

如同沒吃飯很奇怪，如果沒走路，身體就會傳來異常的訊號，那份空虛感驅使我做好出門的準備，並確實走在路上。我喜歡這樣的生活。

我每天走路，並且在過程中學會變幸福的方法。如果有不懂的，邊做邊學就好，不太了解的時候，無條件去做就對了。光是苦惱、找遍方法，最後時間都被消磨掉，結果說不定連想做的意志都會耗盡。

走路只要換上衣服，穿上運動鞋就行，這是走路最大的優點，程序如果太複雜，在準備的過程中可能就會開始猶豫。持續做下去就會找到自己的方法，會變強。開始走路後，我才一點一點地了解到自己是什麼樣的人。

我看見生活中真正重要的是什麼。或許你會覺得，每天走一點點路，能改變什麼？

然而，偉大的事物往往始於微小的事情。沒什麼看頭的小事情凝聚在一起，也可能變成一股龐大的力量。若想在慌亂的世上生存下去，最重要且最優先的就是照顧好自己。走路能讓你產生動力。

有很多一定要走路的理由。走路是所有運動的基本功。走路就是答案。要慢慢遠離舒適圈，開始走路才行。不管你有什麼理由，都一定要走路。

生氣的時候，最好的解決方法就是走路。如果走上兩個小時，情緒就會在不知不覺中化解。要離開家走一個小時以上，這不是為了逃避，是為了填滿身體的能量。

每個人的處境都不同，不要浪費時間和金錢解決煩惱和壓力，沒有任何方法能比走路帶來更好的結果。

不要用別的方法解決，而是先從穿上運動鞋開始。走路到底有什麼好的？你要一直走到發現原因。如果走膩了，暫時停下來就好。

但是，不要放棄。**運動沒有什麼恰當的時機。如果沒有每天挪出一點時間來走路，所謂恰當的時機永遠都不會來臨。**

要從現在就起身開始走路。光是待在家裡的生活相當危險。拋下所有藉口，先試著出門走走路吧！

好好邁出第四步

# 找回日常的活力

- 開始養成走路的習慣，按照步驟繼續走吧！
- 不論遇到什麼狀況都走路，才能說是「走路的人」。
- 比起每天走一萬步，不如優先挑戰走三十分鐘。
- 只要繼續走下去，就沒有不能走的路，沒有到不了的地方。
- 一定能從手機中解放而重獲自由、變得輕鬆。
- 如果有專屬自己的路線，走路就會更有趣。
- 讓走路變成專屬自己的事，就會輕鬆許多。
- 現在，立刻穿上運動鞋，踏出門外，走路吧！

# 【結語】走著走著，我的人生改變了

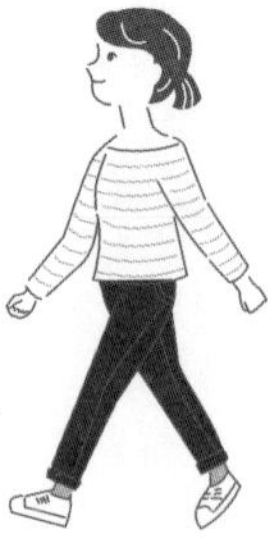

「該怎麼生活？」

這個問題困擾我很久。我經常覺得茫然，不知道該怎麼生活。沒有人親切地告訴我答案，也沒有人引導我。每個瞬間都在抉擇，我卻因為不知道該怎麼辦而徬徨不已。

這種時候，我會翻開書，看看有經驗的人怎麼說，然後努力將他們的好習慣變成自己的。清晨起床、寫記帳本、寫日記、寫感恩日記、蒐集名言、學習英文、寫部落格。雖然很辛苦，但我沒有停下來，而是繼續做。

後來，不知不覺就養成了習慣。一開始很難主動去做，不過，養成習慣後，不做反而更難受。一定要想盡辦法做到，心裡才會覺得舒服。好的習慣會彼此相連，最後打造出正向的結果。完成一件事後，又會有力氣去做另一件事。

像這樣慢慢培養出來的習慣中，我做得最好的就是「走路」。

走著走著，生活就改變了。狀況明明都一樣，內心卻已經變得平靜。心情很愉悅，而且不再那麼疲憊，毅力也因此增強。現在很多事情都能持之以恆地做下去，之前覺得非常辛苦的家事和育兒也逐漸變得輕鬆。

每天走路的過程中，很多生活習慣都跟著改變。因為將走路放在優先順位，決定要去哪裡走路就變成一件重要的事。我經常在早晨確認當天的行程、動線和天氣，看著逐漸累積起來的步數和紀錄，心裡充滿了成就感。

聽說最難跨越的就是家裡的門檻，要打開房門、越過玄關，真的很困難。如果已經決心要運動，就把門踹開，出去走路吧！暫時脫離你所在的地方吧！

走著走著，就會看到方法、看見道路。我以前出門後沒什麼地方可去，但現在能去的地方實在太多了。我在走路時會和風景對話，也會豎耳傾聽周遭的聲音，因此發生了很多趣事。

走在路上時，內心感動的瞬間多不勝數。雖然要做的事情依然堆積如山，但已經不像以前那麼辛苦了。我成為意志力很強的人，也變得更有耐心，現在還會聽到別人稱讚我體力很好。

我渴慕已久的幸福就在路上，不用走很遠，只要每天跨出家門就能感受到。如果四體不動，只是待著，就什麼事都不會發生。

即使勤奮地過生活，偶爾還是會覺得無力，或是累到什麼都不想做。那種時候，希望你能試著從住家附近的巷子開始走走路。

希望你能試著感受，在走路的過程中內心被填滿的感覺。持之以恆地走路的人不容易感到疲憊。不要在忙碌的一天把時間浪費在別的地方，挑戰「為了自己走路十五分鐘」吧！那段時間將會成為守護你的力量。

不管你人在哪裡，希望你都能開始走路。

因為有親友的關心和支持，這本書才能順利問世。

我親愛的家人——不管是咖啡廳還是山林裡，隨時隨地都與我在一起。帶給媽媽力

量的在浩（재호）、在熙（재희）——「真的謝謝你們一直陪著媽媽！」讓我享受喝杯咖啡的從容，與我談天、替我加油、為我著想的姜泰雄（강태웅）；總是不吝嗇地帶給我勇氣、提供建言，成為我人生導師的玉福女老師（옥복녀）；如可靠的前輩般幫助我持續創作的申惠永老師（신혜영），真心感謝你們。另外，長久以來與我一起進行英文讀書會，讓我們堅定的友誼延續下去的李炫志（이현지）、李珉景（이민경）、鄭允熙（정윤희）、孫恩靜（손은정）；總是像親暱的同伴那樣支持我的「奇怪的女人」聚會成員——李恩廷（이은정）、崔春媛（최춘원）、朴玉順（박옥순）、朴美京（박미경）、郭賢美（곽현미）、崔善花（최선화），謝謝你們。最後，真心感謝 유노북스出版社的相關工作人員。

我真心為所有決定要走路的人加油，願你們有個充滿力量的開始。

放過那個卡關的自己，先出門走走
언니，걷기부터 해요

作　　者　張銀珠（장은주）
譯　　者　張雅眉
社　　長　陳蕙慧
責任編輯　翁淑靜
特約編輯　沈如瑩
封面設計　黃千芮
內頁排版　洪素貞
行銷企劃　陳雅雯、余一霞

讀書共和國集團社長　郭重興
發 行 人　曾大福
出　　版　木馬文化事業股份有限公司
發　　行　遠足文化事業股份有限公司
231新北市新店區民權路108-4號8樓
電　　話　（02）22181417
傳　　真　（02）86671065
電子信箱　service@bookrep.com.tw
郵撥帳號　19588272木馬文化事業股份有限公司
客服專線　0800-221-029
法律顧問　華洋國際專利商標事務所 蘇文生律師
印　　刷　呈靖彩藝有限公司
初　　版　2023年1月

定　　價　360元
I S B N　978-626-314-291-6（紙本書）
978-626-314-294-7（EPUB）
978-626-314-295-4（PDF）



放過那個卡關的自己，先出門走走 / 張銀珠著 ; 張雅眉譯 . -- 初版 . -- 新北市 : 木馬文化事業股份有限公司出版 : 遠足文化事業股份有限公司發行 , 2023.01
面 ; 公分
譯自 : ,
ISBN 978-626-314-291-6( 平裝 )

1.CST: 健行 2.CST: 運動健康 3.CST: 生活指導

411.712　　111015196



特別聲明：書中言論不代表本社／集團之立場與意見，文責由作者自行承擔